《中华人民共和国职业分类大典》职业编码 4-10-04-01

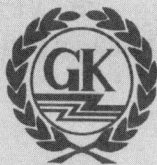

国家职业技能培训评价教材（试行版）

保健调理师

（刮痧　拔罐　艾灸　砭术）

（技师＋高级技师）

国家中医药管理局职业技能鉴定指导中心 组织编写

中国健康传媒集团
中国医药科技出版社

内 容 提 要

　　《保健调理师（技师＋高级技师）》依据《保健调理师国家职业技能标准（人社部公开征求意见版）》大纲编写，体现"以职业活动为导向，以职业能力为核心"，分技师、高级技师，内容上包含知识要求及技能要求相关知识，是国家职业技能培训评价推荐用书，也是保健调理师职业技能培训评价国家题库建设和命审题的重要依据，具有实用性强、涉及面广、创新性高等特点，配以图片及操作视频，适合广大从事保健调理的相关人员使用。

图书在版编目（CIP）数据

保健调理师：技师、高级技师 / 国家中医药管理局职业技能鉴定指导中心组织编写 . — 北京：中国医药科技出版社，2020.5

国家职业技能培训评价教材（试行版）

ISBN 978-7-5214-1683-1

Ⅰ . ①保… Ⅱ . ①国… Ⅲ . ①中医学—保健—职业技能—培训—教材 Ⅳ . ① R21

中国版本图书馆 CIP 数据核字（2020）第 073482 号

本书视频音像电子出版物专用书号：

ISBN 978-7-88728-256-9

9 787887 282569 >

美术编辑　　陈君杞

版式设计　　也　在

出版　**中国健康传媒集团** | 中国医药科技出版社

地址　北京市海淀区文慧园北路甲 22 号

邮编　100082

电话　发行：010-62227427　　邮购：010-62236938

网址　www.cmstp.com

规格　889 × 1194 mm $^{1}/_{16}$

印张　7

字数　177 千字

版次　2020 年 5 月第 1 版

印次　2020 年 5 月第 1 次印刷

印刷　三河市万龙印装有限公司

经销　全国各地新华书店

书号　ISBN 978-7-5214-1683-1

定价　**49.00 元**

获取新书信息、投稿、为图书纠错，请扫码联系我们。

编写说明

　　《保健调理师》是贯彻落实《中华人民共和国中医药法》、中共中央 国务院《关于促进中医药传承创新发展的意见》、国务院《中医药发展战略规划纲要（2016—2030年）》《国家职业教育改革实施方案》《关于推行终身职业技能培训制度的意见》的要求，由国家中医药管理局职业技能鉴定指导中心组织专家编写的国家职业技能培训评价权威辅导教材之一。

　　本教材以《中华人民共和国职业分类大典》（2015年版）、国家人力资源和社会保障部《保健调理师国家职业技能标准》（公开征求意见版）为编写大纲，内容上体现"以职业活动为导向，以职业能力为核心"，结构上按照职业功能模块分级别编写，是国家职业技能培训评价的重要指导用书，也是保健调理师职业技能培训评价国家题库建设和命审题的重要依据。本教材具有以下特点。

　　1. 实用性强。保健调理的理论与实践和中医诊疗一样，是中医药学的重要组成部分，承载着几千年来中华民族关于生命、健康的独特认识与博大智慧，亦是当前"以治病为中心"向"以人民健康为中心"转变的重要途径。教材编写结合中国国情，坚持科学性、实用性、可操作性原则，内容分五个等级，语言深入浅出，非常实用，能满足不同地域、不同层次群体学习的需要，具有引领性、通用性等特点。

　　2. 涉及面广。教材编写专家多来自大中专院校、科研院所，涵盖中医养生保健服务（非医疗）的刮痧、艾灸、拔罐、砭术等常见技能，教材添加了大量的图片，通俗易懂。

　　3. 创新性高。突破传统教材的编写模式，在技能操作部分加入了视频教程示例，读者通过扫描二维码，既可进行实际观摩学习，又便于从事该工种的相关人员操作学习。

本教材编写由河南中医药大学牵头，得到国家人力资源和社会保障部职业技能鉴定中心、中国中医科学院、北京中医药大学、上海中医药大学、南京中医药大学、山东中医药大学、新疆医科大学、首都医科大学附属北京中医医院、四川中医药高等专科学校、湖南中医药高等专科学校、北京卫生职业学院、河南推拿职业技术学院、山东特殊教育职业学院、芜湖医药卫生学校等单位专家学者的鼎力支持，在此一并谨示感谢！

由于时间仓促，书中难免有不足和错漏之处，敬请各位考生及其他读者在使用中对本教材提出宝贵意见，以便我们进一步修订完善。

国家中医药管理局

职业技能鉴定指导中心

2020 年 2 月

目　录

技　师
知识要求 + 技能要求

第一章　中医预防保健基本知识 ························· 2

一、中医预防保健理念 ············· 2　　二、中医预防保健方法 ············· 2

第二章　中医八纲辨证基本知识 ························· 5

一、表里辨证 ············· 5　　四、阴阳辨证 ············· 6
二、寒热辨证 ············· 5　　五、八纲证之间的相互联系 ············· 7
三、虚实辨证 ············· 6

第三章　伤科常见相对复杂亚健康状态调理 ············· 10

三、艾灸调理 ············· 13
四、砭术调理 ············· 13

第一节　颈肩亚健康 ·········10
　　一、刮痧调理 ············· 10
　　二、拔罐调理 ············· 10
　　三、艾灸调理 ············· 11
　　四、砭术调理 ············· 11
　　五、注意事项 ············· 12

五、注意事项 ············· 14

第三节　腕管屈伸不利 ·········14
　　一、刮痧调理 ············· 14
　　二、拔罐调理 ············· 15
　　三、艾灸调理 ············· 15
　　四、砭术调理 ············· 16
　　五、注意事项 ············· 16

第二节　腱鞘劳损 ·········12
　　一、刮痧调理 ············· 12
　　二、拔罐调理 ············· 13

第四章　内科常见相对复杂亚健康状态调理 ············· 17

四、砭术调理 ············· 19
五、注意事项 ············· 19

第一节　肠胃失调 ·········17
　　一、刮痧调理 ············· 17
　　二、拔罐调理 ············· 18
　　三、艾灸调理 ············· 18

第二节　排便不畅 ·········19
　　一、刮痧调理 ············· 20

二、拔罐调理 ·············20
三、艾灸调理 ·············21
四、砭术调理 ·············21
五、注意事项 ·············22

第三节 头痛 ·············22
一、刮痧调理 ·············22
二、拔罐调理 ·············23
三、艾灸调理 ·············23

四、砭术调理 ·············24
五、注意事项 ·············24

第四节 头晕 ·············25
一、刮痧调理 ·············25
二、拔罐调理 ·············26
三、艾灸调理 ·············26
四、砭术调理 ·············26
五、注意事项 ·············27

第五章 其他相对复杂亚健康状态调理 ·············28

第一节 围绝经期综合征 ·············28
一、刮痧调理 ·············28
二、拔罐调理 ·············29
三、艾灸调理 ·············29
四、砭术调理 ·············30
五、注意事项 ·············30

第二节 耳鼻亚健康 ·············31
一、刮痧调理 ·············31
二、拔罐调理 ·············31

三、艾灸调理 ·············32
四、砭术调理 ·············33
五、注意事项 ·············34

第三节 咽喉肿痛 ·············34
一、刮痧调理 ·············34
二、拔罐调理 ·············35
三、艾灸调理 ·············35
四、砭术调理 ·············36
五、注意事项 ·············36

第六章 保健调理后的调理指导 ·············37

第一节 运动调理 ·············37
一、作用原理 ·············37
二、运动调理方案 ·············37
三、常用中医传统运动功法 ·············37

第二节 起居调理 ·············41
一、作用原理 ·············41
二、起居调理方案 ·············41

第三节 饮食调理 ·············41
一、作用原理 ·············41
二、饮食调理方案 ·············41

第四节 情志调理 ·············42
一、作用原理 ·············42
二、情志调理方案 ·············42

第七章 培训指导相关知识 ·············43
一、讲义编写的基础知识 ·············43
二、培训教学的基本知识 ·············43
三、培训教学的实施 ·············43

四、常用的培训教学方法 ·············43
五、基础性管理知识 ·············44
六、业务指导的基础知识 ·············45

高级技师

知识要求 + 技能要求

第一章　中医治未病基础知识 ……………………………… 48

一、未病先防 ……………… 48

二、既病防变 ……………… 49

三、愈后防复 ……………………………… 50

第二章　中医脏腑、经络、气血津液辨证基本知识 ………… 51

第一节　脏腑辨证 ……………51

一、五脏辨证 ……………… 51

二、六腑辨证 ……………… 54

第二节　经络辨证 ……………54

一、十二经脉辨证 ………… 54

二、奇经八脉辨证 ……………………… 56

第三节　气血津液辨证 ………………… 56

一、气病辨证 ……………………………… 57

二、血病辨证 ……………………………… 57

三、津液不足、水肿辨证 ………………… 57

第三章　伤科常见复杂亚健康状态的调理 ……………………………… 58

第一节　腰椎亚健康 …………58

一、刮痧调理 ……………… 58

二、拔罐调理 ……………… 58

三、艾灸调理 ……………… 59

四、砭术调理 ……………… 60

五、注意事项 ……………… 60

第二节　膝关节劳损 …………60

一、刮痧调理 ……………… 60

二、拔罐调理 ……………… 61

三、艾灸调理 ……………………………… 61

四、砭术调理 ……………………………… 61

五、注意事项 ……………………………… 62

第三节　骨关节受凉疼痛 ……………… 62

一、刮痧调理 ……………………………… 62

二、拔罐调理 ……………………………… 63

三、艾灸调理 ……………………………… 64

四、砭术调理 ……………………………… 65

五、注意事项 ……………………………… 65

第四章　内科常见复杂亚健康状态调理 …………………………… 66

第一节　中风恢复期及后遗症 ………66

一、刮痧调理 ……………… 66

二、拔罐调理 ……………… 67

三、艾灸调理 ……………… 67

四、砭术调理 ……………… 68

五、注意事项 ……………………………… 69

第二节　口眼歪斜 ……………………… 69

一、刮痧调理 ……………………………… 69

二、拔罐调理 ……………………………… 69

三、艾灸调理 ……………………………… 70

四、砭术调理 ……………………70

五、注意事项 ……………………70

第三节 皮肤亚健康 …………71

一、刮痧调理 ……………………71

二、拔罐调理 ……………………71

三、艾灸调理 ……………………72

四、砭术调理 ……………………72

五、注意事项 ……………………73

第四节 排尿异常 ……………73

一、刮痧调理 ……………………73

二、拔罐调理 ……………………73

三、艾灸调理 ……………………74

四、砭术调理 ……………………75

五、注意事项 ……………………75

第五章 其他复杂亚健康状态调理 ………………76

第一节 月经不调 ……………76

一、刮痧调理 ……………………76

二、拔罐调理 ……………………77

三、艾灸调理 ……………………78

四、砭术调理 ……………………80

五、注意事项 ……………………80

三、艾灸调理 ……………………82

四、砭术调理 ……………………83

五、注意事项 ……………………83

第三节 视力减退 ……………84

一、刮痧调理 ……………………84

二、拔罐调理 ……………………84

三、艾灸调理 ……………………85

四、砭术调理 ……………………85

五、注意事项 ……………………86

第二节 性功能亚健康 …………80

一、刮痧调理 ……………………81

二、拔罐调理 ……………………81

第六章 保健调理后调理指导 ……………………87

第一节 运动调理的个性化方案制定 …87

一、不同体质的运动调理 …………87

二、常见症状的运动调理 …………88

第二节 起居调理的个性化方案制定 …89

一、不同体质的起居调理 …………89

二、常见症状的起居调理 …………89

第三节 饮食调理的个性化方案制定 …90

一、不同体质的饮食调理 …………90

二、常见症状的饮食调理 …………90

第四节 精神调摄的个性化方案制定 …91

一、不同体质的精神调养 …………92

二、常见症状的精神调摄 …………92

第七章 培训与指导基本知识 ………………94

一、教案编写的基本知识 …………94

二、培训教学的基础知识和方法 …………95

三、系统性健康管理知识 …………96

四、专利申请保护的基础知识 …………99

五、保健调理技术的革新与进展 …………99

六、保健调理师的职业前景 …………100

第一章　中医预防保健基本知识

随着我国医疗体制的改革，2018 年卫生和计划生育委员会更名为卫生健康委员会，体现了新时代的医学不再以疾病为主要研究对象，而是以人类健康作为医学研究的主要方向。世界各国的医学家得出了一致性的认识："最好的医学不是治好病的医学，而是使人不生病的医学。"如今，医学的发展已经逐步呈现出三个重要特征：一是由治病的临床医学转向以保健为主的预防医学，二是由关注人的疾病转向关注人的健康，三是在重视科技作用的同时，更加重视人文关怀。因此，越来越多的人认为，通过保健调理实现疾病的预防至关重要。

一、中医预防保健理念

预防，就是预先采取一定的措施，防治疾病的发生和发展。中医学历来重视疾病的预防，早在《黄帝内经》就提出"圣人不治已病治未病"的以预防为主的思想。人们在生活实践中通过养精神、调饮食、练形体、慎房事、适寒温等各种方法，保持身心健康，防止各种疾病的发生，最终达到强身健体的目的。预防的内容包括未病先防和既病防变两个方面的内容。

（一）未病先防

未病先防，是在未患病之前，就做好各种预防工作，以防止病症的发生。中医学认为，做好未病先防，包括保持心神的相对平静、加强身体锻炼、注意饮食和卫生等方面。这些都是传统医学几千年来防病治病的经验积累，具有普遍意义。

（二）既病防变

既病防变，是当疾病发生以后，立即抓紧时机，在病症早期轻浅阶段，给予积极调理，以取得早期康复，避免病症继续向深重方向发展，也属于"治未病"的范畴。它体现了在病症调理过程中防微杜渐的思想和措施，是传统医学预防思想的又一特点。

（三）愈后防复

愈后防复，指在疾病初愈、缓解或痊愈时，机体处于不稳定状态，生理功能尚未完全恢复，要注意从整体上调理阴阳，维持并巩固阴阳平衡的状态，预防疾病复发及病情反复。《素问·至真要大论》指出："谨察阴阳所在而调之，以平为期。"

二、中医预防保健方法

（一）适量运动

生命在于运动，运动促进健康，这是大家最为熟悉的保健常识，因为运动能增强血液循环，供给机体所需营养，带走废弃垃圾，有利于机体的新陈代谢。中医认为运动能疏通气机，和畅气血。《黄帝内经》提倡"形劳而不倦"，反对"久坐""久卧"。但是该如何科学合理地做好健身运动呢？应注意不能强调绝对的剧烈运动，要视个人的体质状况和健康情况选择合适的运动形式，掌握运动量的大小，否则会起相反的作用。从医学角度判定，心脑血管、血管瘤、肝肾、胃下垂等疾病宾客，不适宜做剧烈运动，适合散步、踢毽球、太极拳等一般性运动。亚健康人群通过各项适合的体育运动，一方面，可缓和神经肌肉的紧张，收到放松镇静的效果；另一方面，可使其心情舒畅、精神愉快。因此我们应逐步培养信心，通过合理运动达到强身健体的目的。

（二）规律起居

《黄帝内经》说"其知道者，法于阴阳，和于术数，食饮有节，起居有常，不妄作劳，故能形与神俱，而尽终天年，度百岁乃去"，指出养生保健应懂得自然变化规律，适应自然环境的变化，对饮食起居有适当的节制安排。《内经》还告诫世人不应"以酒为浆，以妄为常，醉以入房，以欲竭其精，以耗散其真，不知持满，不时御神，务快其心，逆于生乐，起居无节"。意思是如果违背养生法则，恣意妄为，放松纵欲，贪图一时欢乐，耗竭天真精气，必定会未老先衰。因此起居要顺应四季气候的变化，起居有节。

春天，万物更新，生机盎然。起居上，人们应该早点起床，到庭院或公园散散步，到了晚上也要比平常晚一点再睡，这样就能适应春天的生生之气。夏季，烈日炎炎，雨水充沛。起居上，宜晚睡早起，中午可小睡一会，以顺应自然界阳盛阴衰的变化。秋天，由热转寒，阳盛转阴。起居上，早上不宜起得过早，晚上也要早点睡觉。冬天，天气寒冷，阳气潜藏。起居上，早睡晚起，日出而作，以保证充足的睡眠时间，以利阳气闭藏，养精蓄锐。

（三）饮食有节

民以食为天，饮食是人体生命延续的根本物质，是首要生活条件，但不合理的饮食会给人体健康带来不利因素，甚至造成生命危险。人们常说"病从口入"，说的就是饮食致病因素。这里谈的饮食保健，主要讲饮食习惯、饮食结构、饮食卫生等对人体的健康影响。偏食、偏味而引起的消化性疾病，需引起重视。

《黄帝内经》指出："味过于酸，肝气以津，脾气乃绝；味过于咸，大骨气劳、短肌、心气抑；味过于甘，心气喘满，色黑，肾气不衡；味过于苦，脾气不濡，胃气乃厚；味过于辛，筋脉沮弛，精神乃央"，说明了五味与五脏的利害关系。合理的膳食结构，充足而全面的营养，可增强人的体质，甚至可使某些病理性体质转变为生理性体质。如饮食中应包含蛋白质、维生素、碳水化合物及微量元素等全面营养以保证身体健康。若偏食偏饮，则会造成膳食的营养失衡，导致疾病的发生。药膳保健在某种程度上是对慢性病的特殊疗法，口感适宜，易于食用，作用温和，具有食借药力、药助食功的调理与营养的双重效应。如：眩晕、失眠、疲乏等虚弱性疾病，可选用益气养阴类中药，如党参、白术、黄芪、山药、薏苡仁、当归、生（熟）地、黄精、二冬之类。食用的药膳有：醪糟米饭、山药汤圆、怀药面、白茯苓粥、玉竹心子、归芪鸡等之类。

（四）精神内守

精神内守，是精神守持于内而不妄耗于外。意在强调，保持心态的安闲清静，排除杂念，避免过度的情志活动。历代养生家把调养精与神作为防病治病的良药。具体来说，精神内守，重在静身，静身才能养性，养性才能神情镇静，内守不乱。精神内守，清心寡欲是其关键，心清自然明，寡欲神不乱。精神内守在强调恬淡虚无、静身养性的同时，还要注重心胸旷达、宽以待人，前者为防微杜渐，后者是亡羊补牢。现代人处在社会的高速发展时期，生活节奏急剧加快，工作压力难以承受，心理负荷不断加大，如果长期得不到有效解决，就可能引发心理问题，心理问题是诱发亚健康及疾病的主要因素。所以，精神内守就是要强调人们在繁杂的社会生活中，妥善安排，避繁就简，安神定志，淡泊名利，心胸旷达，宽以待人。

（五）导引练功

张介宾在《类经》注解中说："导引，谓摇筋骨，动肢节，以行气血也。"我国提倡运动保健的历史十分久远，在长沙马王堆三号汉墓出土的文物里，就有描绘各种导引动作的帛画《导引图》。导引是古代强身祛病的养生方法，即以主动肢体运动为主，配合呼吸运动和自我按摩进行锻炼为其特点。所以此法非常适合久坐伏案，善卧少动之士。中医认为"久卧伤气"。现代办公速度的加快，特别是计算机的普及，造成一大批长时间端坐电脑前的人群出现了脊椎、软组织损伤的疾患，这与久座不动导致气血郁滞有着密切联系，如果大家学会简单的导引推拿方法，或及时寻求有关专家帮助解决上述隐患，可达到舒畅气机、活血化瘀、舒筋活络、除劳去烦、养筋壮骨、健康延年的目的。中医预防保健中有许多行之有效，且具有民族特色的健身导引方法，如"五禽戏""八段锦""太极拳""易筋经"等等。

（六）保健调理

亚健康状态和慢病发生有着密切的联系，中医在调理纠正人体亚健康状态方面有着非常显著的疗效，中医调理亚健康是中医治未病的重要体现。按照中医"治未病"思想，一些早期的病症，可以给予保健调理干预，以防止病症进一步发展。比如身体出现疼痛的亚健康不适状况，可以通过按摩、艾灸、刮痧、拔罐或砭术等保健调理方法给予调理，通经络，活气血，达到"通则不痛"的效果。通过制定个性化方案，采用简、便、廉、验的保健调理方法，不但安全无害，而且有效、价廉，深受广大人群欢迎。

第二章　中医八纲辨证基本知识

八纲，即指阴、阳、表、里、寒、热、虚、实八类证候。通过对四诊所取得的材料，进行综合分析，进而用阴、阳、表、里、寒、热、虚、实这八类证候归纳说明病变的部位、性质以及病变过程中正邪双方力量对比等情况的辨证方法，就是八纲辨证。其中阴阳两纲又可以概括其他六纲，即表、热、实证属阳，里、寒、虚证属阴，所以，阴阳又是八纲的总纲。

一、表里辨证

表里辨证是辨别病变部位和病势趋向的一种辨证方法。一般地说，病在皮毛、肌腠，部位浅在者属表证，病在脏腑、血脉、骨髓，部位深在者属里证。

1. 表证的临床表现及辨证要点

表证，是病位浅在肌肤的一类证候。一般是指六淫之邪从皮毛、口鼻侵入人体而引起的外感病初起阶段。临床表现：新起恶风寒，或恶寒发热，头身疼痛，喷嚏，鼻塞，流涕，咽喉痒痛，微有咳嗽、气喘，舌淡红，苔薄，脉浮。以起病急、病程短、有发热恶寒（或恶风）的症状为辨证要点。

2. 里证的临床表现及辨证要点

里证，是病位深在于内（脏腑、气血、骨髓等）的一类证候，它是与表证相对而言的，多见于外感病的中后期或内伤性疾病。临床表现：里证的范围极为广泛，其表现多种多样，概而言之，凡非表证（及半表半里证）的特定证，一般都属里证的范畴。以但热不寒、但寒不热，病因复杂，病情较重，病位较深，病程较长为辨证要点。

3. 表证和里证的鉴别

辨别表证和里证，主要是审察其寒热、舌象、脉象等变化。一般说来，外感病中，发热恶寒同时并见的属表证，但热不寒，但寒不热的属里证，表证舌苔一般不变化，里证舌苔多有变化，脉浮主表证，脉沉主里证。

4. 表证和里证的关系

表里证可以相互转化，即由表入里或由里出表。一般机体抗邪能力降低，或邪气过盛，或护理不当，或失治、误治等因素，可导致表证不解，内传入里，侵犯脏腑就转为里证，病邪由表入里，病势加重，如加强护理，人体抵抗力提高，病邪可由里出表，表示病势减轻。

二、寒热辨证

寒热，是辨析疾病性质的两个纲领，是阴阳偏盛偏衰的具体表现。一般地说，寒证是机体阳气不足或感受寒邪所表现的证候，热证是机体阴虚阳气偏盛或感受热邪所表现的证候。

1. 寒证的临床表现及辨证要点

寒证，是感受寒邪，或阳虚阴盛，机体的机能活动衰减所表现的证候。临床表现：恶寒，或畏寒喜暖，肢冷蜷卧，局部冷痛，口淡不渴，痰、涕、涎液清稀，小便清长，大便溏薄，面色白，舌质淡，苔白而润，脉紧或迟等。以寒为主、功能减退为辨证要点。

2. 热证的临床表现及辨证要点

热证，多由外感火热之邪，或因七情过激，郁而化火，或饮食不节，积蓄为热，或房室劳倦，劫夺阴精，阴虚阳亢，表现为机体的机能活动亢进的证候。临床表现：发热，恶热喜冷，口渴欲饮，面赤，烦躁不宁，痰涕黄稠，小便短黄，大便干结，舌红少津，苔黄燥，脉数等。以热为主、功能亢进为辨证要点。

3. 寒证和热证的鉴别

寒证属阴盛，多与阳虚并见，热证属阳盛，常有津液燥涸的证候出现。一般来说，发热喜凉为有热，恶寒喜暖为有寒，口渴为有热，不渴为有寒，面赤为有热，面白为有寒，手足烦热多为热，手足厥冷多为寒，小便短赤、大便燥结为热，小便清长、大便稀溏为寒，舌红苔黄、脉数为有热，舌淡苔白、脉迟或紧为有寒。

4. 寒证和热证的关系

寒热证可以互相转化，一般由寒转化为热证，是人体正气尚盛，若由热转化为寒证，多属正不胜邪。

三、虚实辨证

虚实辨证，是分析辨别邪正盛衰的两个纲领。

1. 虚证的临床表现及辨证要点

虚证为人体正气不足所表现的证候。虚证的形成，有先天不足和后天失养两个方面，但以后天失于调养为主。如饮食失调致七情劳倦内伤脏腑气血，房室过度耗散肾脏元真；或久病以及失治、误治损伤正气等，均可致成虚证。临床表现：由于人体阴阳、气血、津液、精髓等受损程度的不同及所影响脏腑的差异，虚证的表现也各不相同。因此，虚证的典型证候难以概括。以不足、虚弱为辨证要点。

2. 实证的临床表现及辨证要点

实证是由邪气过盛所反映出来的一类证候。形成实证有两方面的原因，一是外邪侵入人体，一是由于内脏功能失调，代谢障碍，以致痰饮、水湿、瘀血等病理产物停留在体内所致。一般说来，实证虽属邪气过盛所致，但正气犹能抵抗，未至亏损的程度，故实证往往表示邪正斗争处于激烈的阶段。临床表现：由于感邪性质与病理产物的不同，以及病邪侵袭、停积部位的差别，实证的表现也各不相同，同样难以全面概括。以有余、亢盛为辨证要点。

3. 虚证和实证的鉴别

一般来说，外感初期，证多属实，内伤久病，证多属虚。临床症状表现有余、亢盛的，属实，表现为不足、虚弱的，属虚。其中声音气息强者为实，弱者为虚。痛处喜按为虚，拒按为实。舌质苍老为实，胖嫩为虚。脉实有力为实，脉弱无力为虚。

4. 虚证和实证的关系

虚、实两类证候，它们不是孤立的、不变的，而是互相联系的、可变的。虚证和实证在一定的条件下可以相互转化，也可以同时并存。

初为实证，由于失治误治，如大汗、大吐、大下之后，耗伤阴液，损伤正气就有可能转为虚证。如果原本身体虚弱，脏腑功能失调，代谢障碍，以致痰、血、水、湿等病理产物滞留为病，可形成虚实夹杂证。一般来说，虚证转为实证相对较少。

四、阴阳辨证

1. 阴证和阳证的概念

阴阳，指事物或事物之间相互对立的两种基本属性，既可表示一事物内部相互对立的两个方面，又可表示相互对立的两种事物或现象。

中医学用阴阳对立统一的关系，概括说明人体一切生理、病理现象，认为具有运动的、外向的、上升的、弥散的、温热的、明亮的、兴奋的等特性的事物和现象，都属于阳；相对静止的、内守的、下降的、凝聚的、寒冷的、晦暗的、抑制的等特性的事物和现象，都属于阴。

因此，八纲中的阴阳可以归纳表、里、寒、热、虚、实六种证候，是辨证的总纲。表、热、实证属阳证，如气病属阳，腑病属阳，而阳热证则指实热证。里、寒、虚证属阴证，如血病属阴，脏病属阴，需要指出的是，临床上所说的阴证多数指虚寒证。

2. 阴证的临床表现及辨证要点

阴证的形成，多由于年老体衰，或内伤久病，或外邪内传五脏以致阳虚阴盛，机能衰减，脏腑功能降低，常见于里证的虚寒证。临床表现：面色苍白或晦暗，畏寒肢冷，身重蜷卧，倦怠无力，口不渴，或喜热饮，食少消瘦，小便清长，大便溏泻或滑脱，舌淡润，苔白滑，脉沉迟细弱。阴证以见寒象为辨证要点。

3. 阳证的临床表现和辨证要点

阳证的形成，多由于邪气盛而正气未衰，正邪斗争处于亢奋阶段，常见于里证的实热证。临床表现：面红，身热喜凉，烦渴引饮，烦躁不宁，甚则谵语，发狂，登高而歌，弃衣而走，烦而多言，声高有力，呼吸气粗，喘促痰鸣，大便秘结，小便短赤。舌质红绛，苔黄燥或焦黑生芒刺，脉浮数或洪大或滑。阳证以见热象为辨证要点。

4.阳证和阴证的鉴别

一般来说，阳证必见热象，以身热、恶热、烦渴、脉数为主，阴证必见寒象，以身寒肢冷、无热恶寒、精神萎靡、脉沉微无力为主。

阴阳本身的病变，即阴阳的相对平衡遭到破坏所引起的病变，还有阴虚、阳虚，亡阴、亡阳等证候。阴虚与阳虚，是机体阴阳亏损而导致的阴不制阳、阳不制阴的证候。亡阴与亡阳，是属于疾病过程中的危重证候，大都在高热大汗、剧烈吐泻、失血过多等阴液或阳气迅速亡失的情况下出现。

5.阴证和阳证的关系

阴阳在一定条件下可以向其相反的方向转化，即属阳的事物可以转化为属阴的事物，属阴的事物可以转化为属阳的事物。阴阳相互转化，一般都产生于事物发展变化的"物极"阶段，即所谓"物极必反"。当阴阳消长运动发展到一定阶段，事物内部阴与阳的比例出现了颠倒，"极则生变"，则该事物的属性即发生转化。《素问·阴阳应象大论》谓之"重阴必阳，重阳必阴"，"寒极生热，热极生寒"，《灵枢·论疾诊尺》谓之"寒甚则热，热甚则寒"，重、极、甚，即是阴阳消长变化发展到"极"的程度，是事物的阴阳属性发生转化的必备条件。

在疾病发展过程中，阴阳转化常表现为在一定条件下寒证与热证的相互转化。如急性热病中，宾客出现高热、面红、咳喘、气粗、烦渴、脉数有力等实热性表现，属阳证；邪热极盛，正气大伤，突然出现面色苍白、四肢厥冷、精神萎靡、脉微欲绝等虚寒性表现，这时阳证就转化为阴证。热势极盛，即是促成阳转化为阴的必备条件。

五、八纲证之间的相互联系

八纲证之间的相互关系，主要可归纳为证的相兼、证的错杂及证的转化三个方面。

（一）证的相兼

证的相兼，是指多种证可同时存在。本处所指为狭义的证的相兼，即在疾病某一阶段，出现不相对立的两纲或两纲以上的证同时存在的情况。

临床辨证时，无论病位之在表、在里，必然要区分其寒热、虚实性质；论病性之属寒、属热，必然要辨别病位在表或在里，是邪盛或是正虚；论病情之虚实，必察其病位之表里、病性之寒热。根据证的相兼的概念，可形成表实寒证、表实热证、表虚寒证、表虚热证、里实寒证、里实热证、里虚寒证、里虚热证八类证，但临床中很少见到真正的表虚寒证与表虚热证。

（二）证的错杂

证的错杂是指疾病的某一阶段同时存在八纲中对立两纲的证，从表与里、寒与热、虚与实的角度，分别可概括为表里同病、寒热错杂、虚实夹杂。

1.表里同病

表里同病是指在同一宾客身上，既有表证，又有里证的情况，常见以下六种情况。

（1）表里俱寒　如素体脾胃虚寒之人，复感风寒之邪，或外感寒邪之后，同时伤及表里，出现恶寒重发热轻、头身疼痛、鼻塞流涕、脘腹冷痛、大便溏泄、脉迟或浮紧等。

（2）表里俱热　如素有内热之人，又感风热之邪，或外感风热未罢，又传及入里，出现发热重恶寒轻、咽喉疼痛、咳嗽气喘、便秘尿黄、舌红苔黄、脉数或浮数等。

（3）表寒里热　如先有表寒未罢，又入里化热，或先有里热之人，复感风寒之邪，出现恶寒发热、无汗、头身疼痛、口渴喜饮、烦躁、便秘尿黄、舌红苔黄等。

（4）表热里寒　如素体阳气不足之人，复感风热之邪，出现发热恶寒、有汗、头痛咽痛、尿清便溏、腹部胀满等。

（5）表里俱实　如饮食停滞之人，复感风寒之邪，出现恶寒发热、鼻塞流涕、脘腹胀满、厌食便秘、脉浮紧等。

（6）表实里虚　如素体气血虚弱之人，复感风寒之邪，出现恶寒发热、无汗、头身疼痛、神疲乏力、少气懒言、心悸失眠、舌淡脉弱等。

2. 寒热错杂

寒热错杂是指在同一宾客身上，既有寒证，又有热证的情况。结合病位，可将寒热错杂概括为表里的寒热错杂与上下的寒热错杂。表里的寒热错杂包括表寒里热与表热里寒（详见表里同病）；上下的寒热错杂包括上热下寒及上寒下热。

（1）上热下寒　如宾客同时存在胸中烦热、咽痛口干、频频呕吐等上焦热证及腹痛喜暖、大便稀薄等中焦脾胃虚寒证的表现。

（2）上寒下热　如宾客同时存在胃脘冷痛、呕吐清涎等上部脾胃虚寒证及尿频、尿痛、小便短黄等下部膀胱湿热证的表现。

3. 虚实夹杂

虚实夹杂是指在同一宾客身上，既有虚证，又有实证的情况。虚实夹杂概括为以虚证为主的虚中夹实、以实证为主的实中夹虚、虚实并重三种类型。

（1）虚中夹实　指以正虚为主，邪实为次。例如，温热病后期，虽邪热将尽，但肝肾之阴已大伤，此时邪少虚多，虽有发热，但以低热不退、口干口渴、舌红绛而干、少苔或无苔、脉细数等虚证的表现为主。

（2）实中夹虚　指以邪实为主，正虚为次。例如，外感伤寒，经发汗、或吐、或下之后，心下痞硬，噫气不除，这是胃有痰湿、浊邪而胃气受损的实中夹虚之证。

（3）虚实并重　指正虚与邪实均表现明显。例如，小儿疳积，既有大便泄泻、完谷不化、形瘦骨立等脾胃虚弱的表现，又有腹部膨大、烦躁不安、食欲亢盛、舌苔厚浊等积滞化热的表现。

（三）证的转化

证的转化是指在疾病的发展变化过程中，八纲中相互对立的证在一定条件下可以相互转化。

证转化后的结果有两种可能，一是病位由浅及深，病情由轻而重，向加重方向转化；二是病位由深而浅，病情由重而轻，向痊愈方向转化。

八纲证之间的转化包括表里出入、寒热转化、虚实转化、阴阳转化四种情况。

1. 表里出入

表里出入是指病邪从表入里，或由里透表。一般而言，由表入里多提示病情转重，由里出表多预示病情减轻。

（1）表邪入里　指先出现表证，因表邪不解，内传入里，致使表证消失而出现里证。例如，外感病初期出现恶寒发热、头身疼痛、无汗、苔薄白、脉浮紧等症，为表实寒证。如果失治误治，表邪不解，内传于脏腑，继而出现高热、口渴、舌苔黄、脉洪大等症，表示表邪已入里化热，原来的表实寒证已转化成为里实热证。

（2）里邪出表　指某些里证因治疗及时、护理得当，机体抵抗力增强，驱邪外出，从而表现出病邪向外透达的症状或体征。例如，麻疹患儿热毒内闭，则疹不出而见发热、喘咳、烦躁等症，通过调治后，使麻毒外透，疹子发出而烦热、喘咳等减轻、消退；外感温热病中，出现高热、烦渴等症，随汗出而热退身凉、烦躁等症减轻，均是邪气从内向外透达的表现。

2. 寒热转化

寒热转化是指寒证或热证在一定条件下相互转化，形成相反的证。寒证化热提示阳气旺盛，热证转寒示阳气衰惫。

（1）寒证化热　指原为寒证，后出现热证，而寒证随之消失。例如，寒湿痹病，初为关节冷痛、重着、麻木，病程日久，或过服温燥药物，而变成患处红肿灼痛等；哮病因寒引发，痰白稀薄，久之见痰黄而稠，舌红苔黄等，均属寒证转化为热证。

（2）热证转寒　指原为热证，后出现寒证，而热证随之消失。例如，疫毒病初期，表现高热烦渴、舌红脉数、泻利不止等，由于治疗不及时，骤然出现冷汗淋漓、四肢厥冷、面色苍白、脉微欲绝等症，属于热证转化为寒证（亡阳证）。

寒证与热证的相互转化，是由邪正力量的对

比所决定的，其关键又在机体阳气的盛衰。寒证转化为热证，是人体正气尚强，阳气较为旺盛，邪气才会从阳化热，提示人体正气尚能抗御邪气；热证转化为寒证，是邪气虽衰而正气不支，阳气耗伤并处于衰败状态，提示正不胜邪，病情加重。

3. 虚实转化

虚实转化是指在疾病的发展过程中，由于正邪力量对比的变化，致使虚证与实证相互转化，形成相反的证。

（1）**实证转虚** 指原为实证，后出现虚证，而实证随之消失。例如，外感热病的宾客，始见高热、口渴、汗多、烦躁、脉洪数等实热证的表现，因治疗不当，日久不愈，导致津气耗伤，而出现形体消瘦、神疲嗜睡、食少、咽干、舌嫩红无苔、脉细无力等虚象；本为咳嗽吐痰、息粗而喘、苔腻脉滑，久之见气短而喘、声低懒言、面白、舌淡、脉弱等，均是邪虽去而正已伤，由实证转化为虚证。

（2）**因虚致实** 指正气不足，脏腑功能衰退，组织失却濡润充养，或气机运化无力，以致气血阻滞，病理产物蓄积，邪实上升为矛盾的主要方面，而表现以实为主的证。例如，心阳气虚日久，温煦无能，推运无力，则可使血行迟缓而成瘀，在原有心悸、气短、脉弱等心气虚证的基础上，出现心胸绞痛、唇舌运动无力、唇舌紫暗、脉涩等症，形成心血瘀阻证，此时血瘀之实的表现较心气之虚的表现显得更为突出；脾肾阳虚，不能温运气化水液，以致水湿泛滥，出现水肿等症，都是因虚而致实，并不是真正的虚证转化为实证。

总之，所谓虚证转化为实证，并不是指正气来复，病邪转为亢盛，邪盛而正不虚的实证，而是在虚证基础上转化为以实证为主要矛盾的证，其本质是因虚致实，本虚标实。

4. 阴阳转化

阴阳是八纲的总纲，阴阳错综复杂的变化，可见于表里寒热虚实等六纲中，常表现为在一定条件下寒证与热证的相互转化。具体内容可参见前"寒热转化"。

第三章　伤科常见相对复杂亚健康状态调理

第一节　颈肩亚健康

颈肩亚健康多因长期低头伏案工作或者长时间用手机、电脑所致正虚劳损，筋脉失养，或风寒湿邪气闭阻经络，影响气血运行所致，以颈肩部经常活动不利、疼痛麻木，连及头、肩、上肢，并可伴有眩晕等为主要表现。

一、刮痧调理

1.取穴及部位

风池、大椎、肩井、肩髃、肩髎穴及项部、肩部。

2.常用体位

一般采用坐位。

3.操作

（1）颈部正中　从后发际下缘沿颈部正中刮至大椎穴（图1-3-1），10~20次为宜，并在大椎穴处做点压按揉3~5次。身体消瘦、颈椎棘突明显突出者，宜用刮痧板的边角由上向下依次点压按揉每一个椎间隙3~5次，以局部有酸胀感为度。

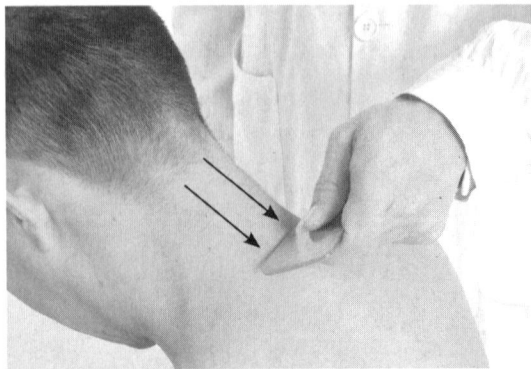

图1-3-1　刮颈部正中

（2）颈部脊柱两侧　从风池穴向下沿颈椎两侧向下刮至肩部，顺势刮向肩部周围（图1-3-2），每侧刮拭10~20次为宜，刮至皮肤出现潮红、紫红色等痧痕，或出现粟粒状、丘疹样斑点为度，

然后在风池、肩井、肩髃、肩髎穴处每穴点压按揉3~5秒。

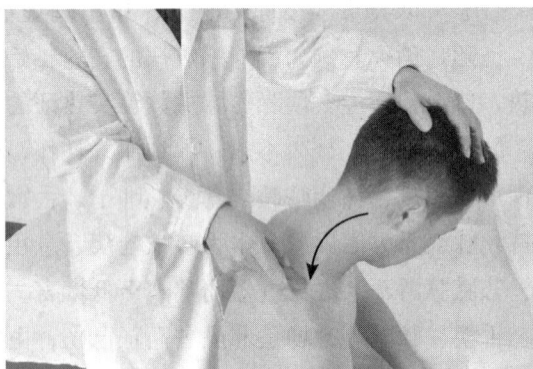

图1-3-2　刮颈部脊柱两侧

（3）头部　若伴有头晕症状者可配合刮百会（图1-3-3）、太阳穴，太阳穴处不宜强求出痧。

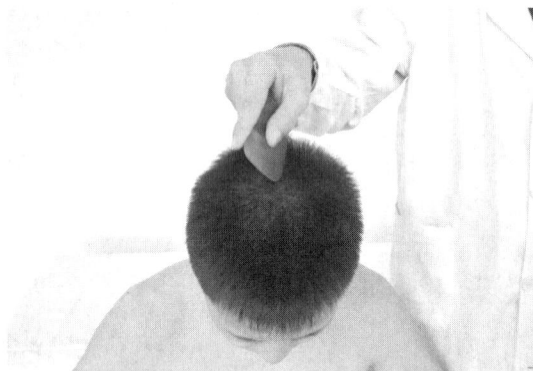

图1-3-3　刮百会

（4）上肢部　若伴有上肢麻木、疼痛者，在相应部位上刮拭，每侧刮10~20次，刮至皮肤出现潮红、紫红色等痧痕，或出现粟粒状、丘疹样斑点为度。

二、拔罐调理

1.取穴及部位

颈部夹脊、大椎、肩井、曲池、阿是穴。

2. 常用体位

一般采用卧位。

3. 操作

（1）颈肩部　头略低，充分暴露颈肩部。在颈肩部涂适量润滑油，沿颈部夹脊穴、颈部两侧至肩部周围走罐 5~10 遍（图 1-3-4），至皮肤潮红、深红或起痧点为度。走罐结束后，选用合适的罐具拔罐于大椎、两侧肩井穴、肩周部位，留罐 10~15 分钟，然后将罐起下。

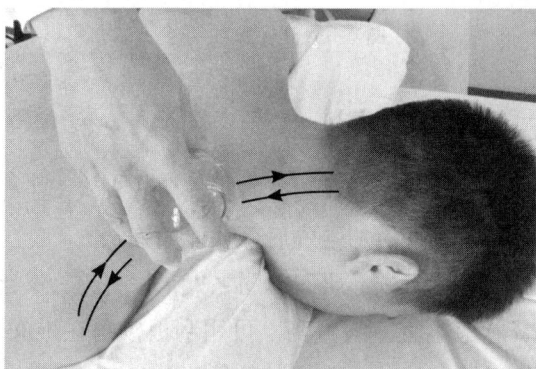

图 1-3-4　颈肩部走罐

（2）上肢部　选择合适大小的罐具闪火法拔罐于曲池穴（图 1-3-5），留罐 10~15 分钟，然后将罐起下。

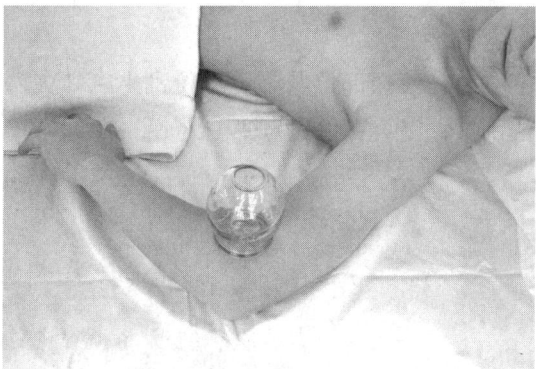

图 1-3-5　曲池拔罐

三、艾灸调理

1. 取穴及部位

颈部夹脊、风池、大椎穴及颈肩部。

2. 常用体位

一般采用卧位。

3. 操作

（1）颈肩部　普通艾条两根，每根截断成 4

节，点燃一头，均匀放置于灸具中，准备完毕后将灸具置于颈肩部（图 1-3-6），以宾客感觉温热为准，每次 20~40 分钟，灸至局部皮肤红晕略有汗出为度。

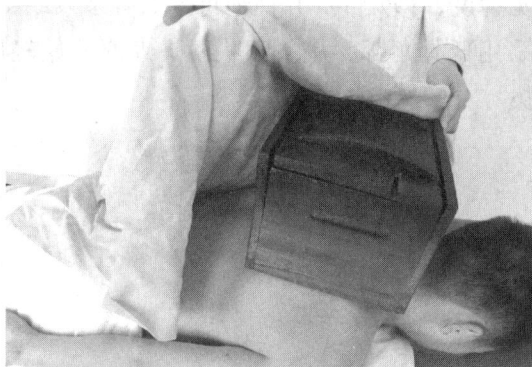

图 1-3-6　灸具灸颈肩部

（2）头部　若伴有头晕症状者可艾条回旋灸或雀啄灸百会（图 1-3-7）。

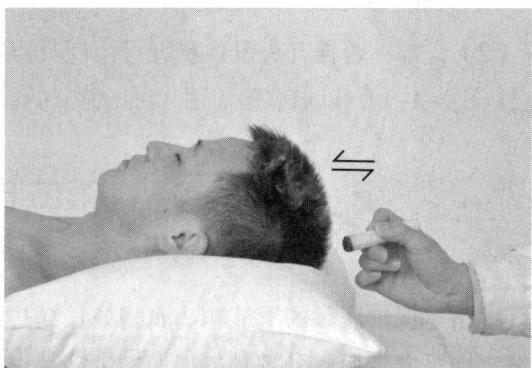

图 1-3-7　雀啄灸百会

（3）上肢部　若伴有上肢麻木疼痛者，可艾条回旋灸或雀啄灸相应部位，灸至皮肤出现红晕，一般灸 5~10 分钟。

四、砭术调理

1. 取穴及部位

颈部夹脊、风池、大椎、肩井、肩髃、肩髎、百会、阿是穴及肩胛间区。

2. 常用体位

一般采用卧位。

3. 操作

（1）颈肩部　用砭具在颈项至肩部采用滚法，以疏理经筋，均匀左右摆动推进，使宾客肌肉感到推动，反复操作 3~5 遍。再用刮法从枕到肩部周围和肩胛间轻刮，微红为度，以调节两侧肌肉。在项、背、肩、肩胛间施揉拨法（图1-3-8）以达理筋为目的。砭具点按风池、大椎、肩井、肩髃、肩髎、阿是穴，以局部酸、麻、胀的感觉为度，每穴3~5分钟即可。如有条索结节，可采用砭具角部，从条索状两头细部开始轻度弹拨。

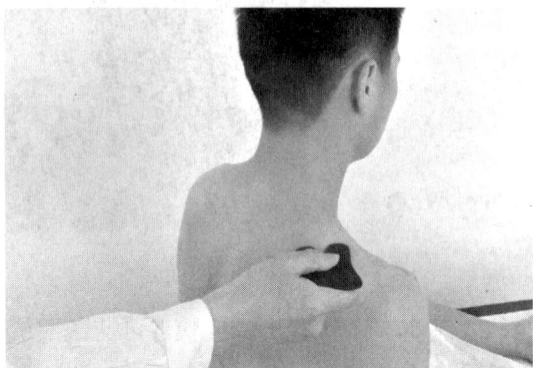

图1-3-8　揉拨颈肩部

（2）头部　若伴有头晕症状者可用砭具点按百会（图1-3-9），以局部酸、困、沉的感觉为度，

每穴3~5分钟即可。

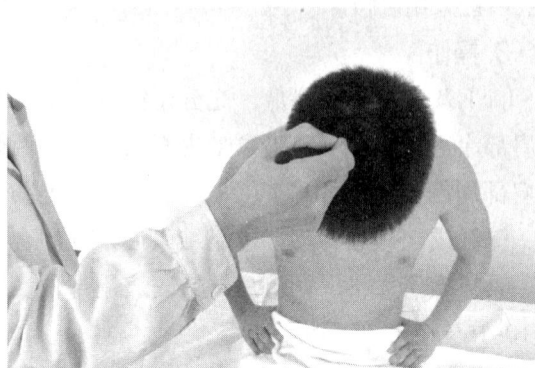

图1-3-9　点按百会

五、注意事项

（1）注意颈部保暖，防止长期低头伏案工作。

（2）调理后加强颈肩部功能锻炼。

（3）对于颈部肌肉薄弱之人，棘突较为突起，在督脉上不宜直线重刮，可用刮板棱角在椎间隙进行点压和按揉手法，以提高效果。

第二节　腱鞘劳损

腱鞘是保护肌腱的滑液鞘。肌腱处长期过度摩擦，即可发生肌腱和腱鞘的损伤性炎症，引起肿胀、疼痛、功能受限，称为腱鞘劳损。

腱鞘劳损根据发病的部位不同表现各不相同，但均有发病部位的疼痛及活动后加重现象，若发为手指屈肌腱狭窄性腱鞘炎，起病初期在手指屈伸时会产生弹响、疼痛，故又称"扳机指"，宾客常自述关节活动不灵活，关节肿胀，严重时关节绞锁在屈曲或伸直位，关节不能伸直或屈曲。

一、刮痧调理

1.取穴及部位
劳损所在腱鞘及其周围。

2.常用体位
根据劳损部位不同，一般采用坐位或卧位。

3.操作

（1）在劳损部位及临近部位刮10~20次，重手法刮拭，以宾客耐受为度（图1-3-10）。

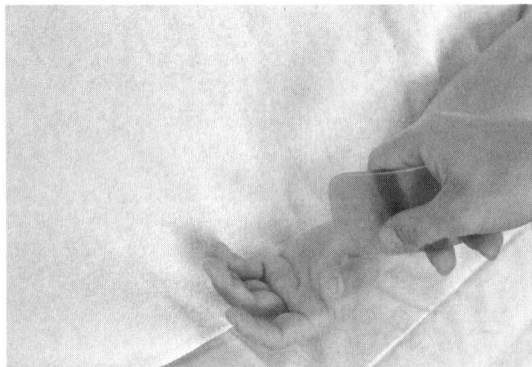

图1-3-10　刮拇指掌指关节处

（2）在劳损部位的肌腱处用刮痧板纵向弹拨（图1-3-11），以宾客耐受为度。

（3）根据劳损部位的不同，在其周围穴位用刮痧板的角进行按揉，以酸胀为度（图1-3-12）。

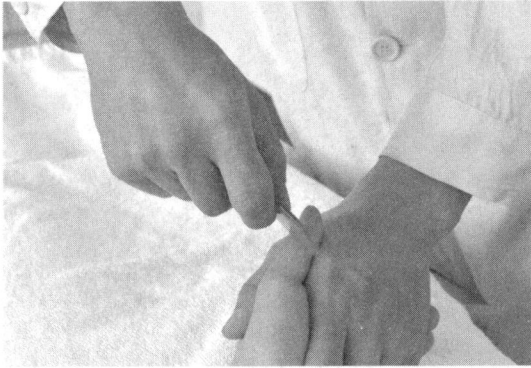

图 1-3-11　弹拨劳损部位肌腱

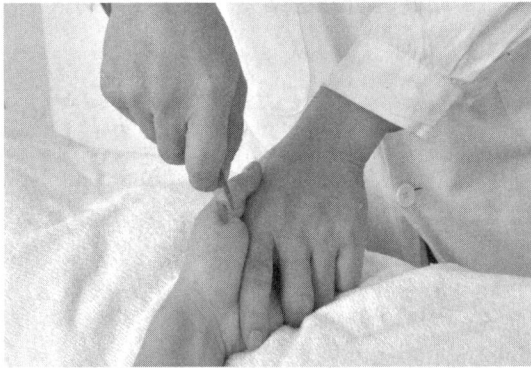

图 1-3-12　按揉拇指掌指关节处

二、拔罐调理

1. 取穴及部位

腱鞘炎劳损部位。但手指屈肌腱狭窄性劳损等部位部位肌肉较少，不适合拔罐。

2. 常用体位

根据劳损部位不同，一般采用坐位或卧位。

3. 操作

宾客取合适体位，充分暴露患处皮肤，将合适大小罐具拔于所劳损部位（图 1-3-13），留罐 10~15 分钟，然后将罐起下。

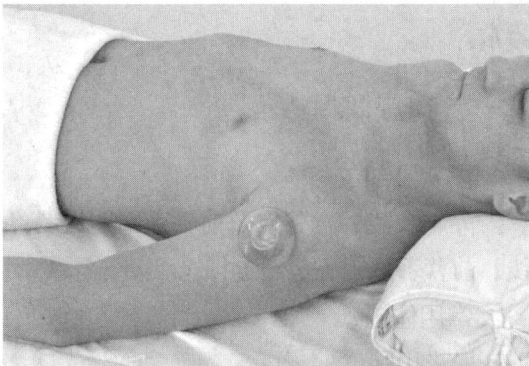

图 1-3-13　肱二头肌长头腱鞘处拔罐

三、艾灸调理

1. 取穴及部位

阿是穴及劳损局部。

2. 常用体位

根据劳损部位不同，一般采用坐位或卧位。

3. 操作

充分暴露宾客待施灸的部位，将艾条燃着端悬于劳损腱鞘及其周围腧穴之上，使热力较为温和地作用于施灸部位，灸至宾客有温热舒适无灼痛感为宜（图 1-3-14），一般每部位或穴灸 10~15 分钟，至皮肤红晕为度。

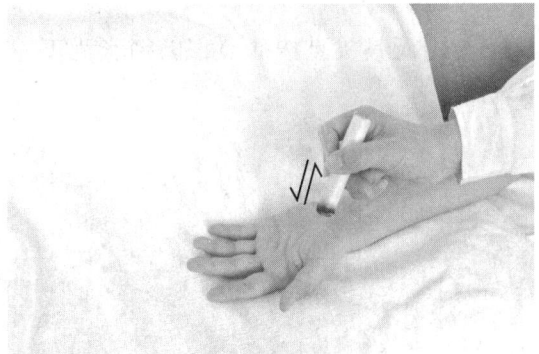

图 1-3-14　雀啄灸拇指掌指关节处

四、砭术调理

1. 取穴及部位

阿是穴及劳损局部。

2. 常用体位

根据劳损部位不同，一般采用坐位或卧位。

3. 操作

（1）用加热砭具在劳损部行温法 10 分钟（图 1-3-15）。

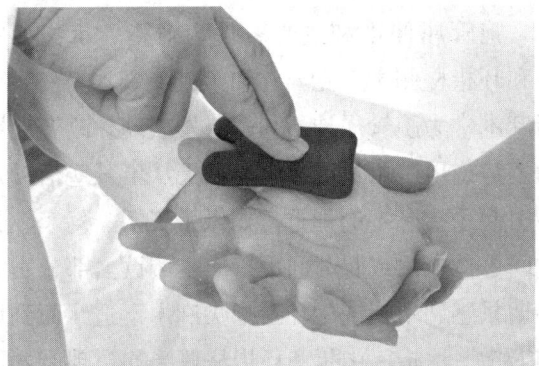

图 1-3-15　砭具温拇指掌指关节处

（2）在劳损部以砭具施以按法、揉法、擦法10分钟，由压痛处周围逐渐移至痛处（图1-3-16）。力量须由轻至重。

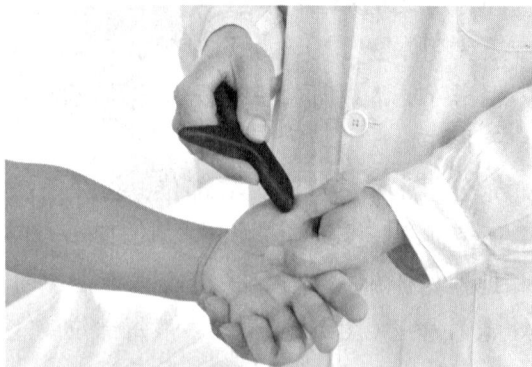

图1-3-16　砭具按拇指掌指关节处

（3）用砭具尖点按痛点，以痛胀为度（图1-3-17）。

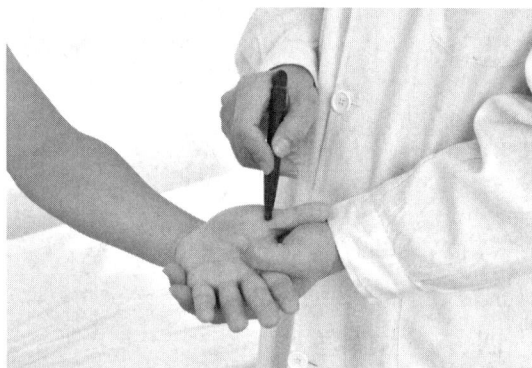

图1-3-17　砭具点拇指掌指关节处

（4）在压痛点及痉挛处行拨法5分钟（图1-3-18）。

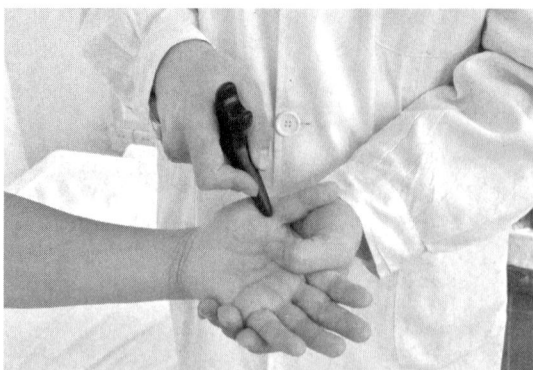

图1-3-18　砭具拨拇指掌指关节处

（5）用砭具行摩法结束（图1-3-19）。

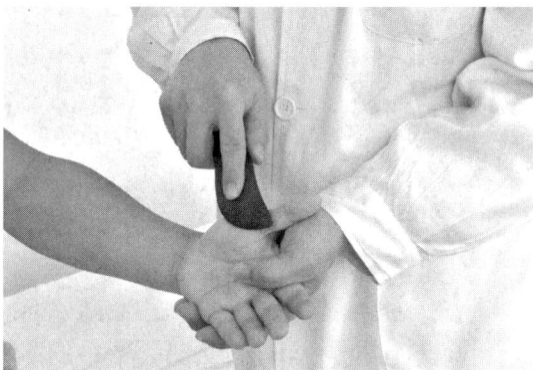

图1-3-19　砭具摩拇指掌指关节处

五、注意事项

（1）对于疼痛轻、活动受限明显的宾客效果明显。

（2）对于关节肿胀、疼痛明显的宾客，刮痧的力量宜轻，时间应短，必要时到医院诊治。

第三节　腕管屈伸不利

腕管屈伸不利主要表现为拇指、示指、中指和环指桡侧半感觉异常和（或）麻木。夜间手指麻木常为腕管屈伸不利的首发表现。改变上肢的姿势或甩手可适当缓解。白天从事某些活动也会引起手指麻木的加重，如做手工活、驾车、长时间手持电话或长时间手持书本阅读。部分宾客早期只感到中指或中环指指尖麻木不适，而到后期拇指、示指、中指和环指桡侧半均出现麻木不适。某些人也会伴前臂甚至整个上肢的麻木或感觉异常。

一、刮痧调理

1.取穴及部位

内关、大陵、合谷穴及前臂手阳明大肠经走行线、前臂手厥阴心包经走行线。

2.常用体位

一般采用卧位。

3. 操作

（1）前臂外侧　沿手阳明大肠经走行，自上而下刮拭至合谷穴（图 1-3-20），刮 10~20 次为宜，重手法刮拭，以受试者接受为度。

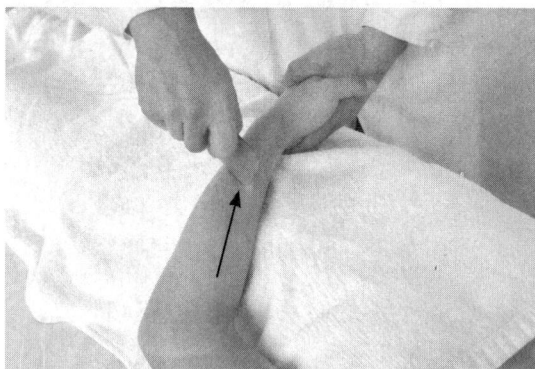

图 1-3-20　刮手阳明大肠经

（2）前臂前侧　沿手厥阴心包经自上而下刮拭至大陵穴（图 1-3-21），重点加强内关、大陵穴的刮拭，刮 10~20 次为宜，重手法刮拭，以受试者接受为度。

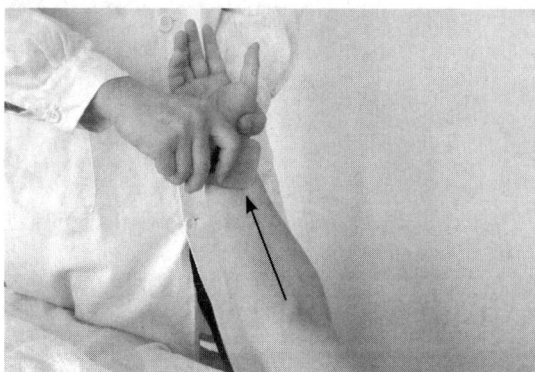

图 1-3-21　刮手厥阴心包经

（3）腕关节周围　用刮痧板点按揉内关、大陵（图 1-3-22）、合谷穴，每穴 3~5 秒。

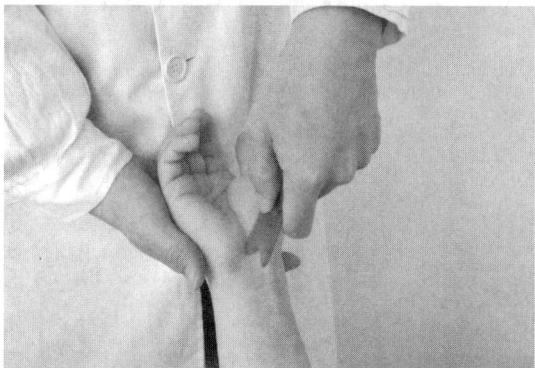

图 1-3-22　点按大陵穴

二、拔罐调理

1. 取穴及部位

腕横韧带、前臂正中部位。

2. 常用体位

一般采用卧位。

3. 操作

前臂部　充分暴露劳损前臂，将合适大小罐具拔于所选部位（图 1-3-23），留罐 10~15 分钟，然后将罐起下。也可在前臂正中涂抹润滑剂后上下走罐，至皮肤潮红、深红或起痧点为度。

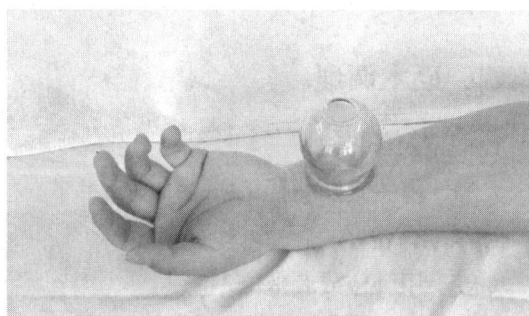

图 1-3-23　腕横韧带拔罐

三、艾灸调理

1. 取穴及部位

大陵、内关穴及前臂正中、手掌。

2. 常用体位

一般采用卧位。

3. 操作

（1）前臂部　手掌心向上平放。操作者用点燃的艾条在大陵、内关穴上行雀啄灸（图 1-3-24），每穴 10 分钟。在前臂正中线上进行回旋灸，以局部皮肤出现红晕发热为度。

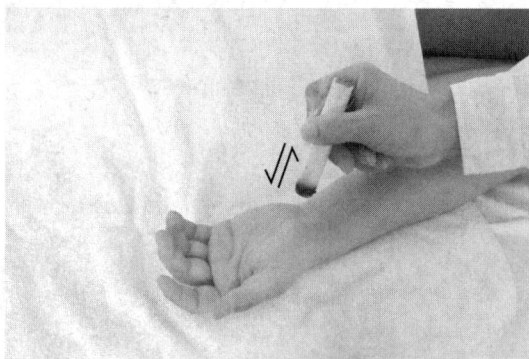

图 1-3-24　雀啄灸大陵穴

（2）手掌部　回旋灸手掌（图1-3-25），以局部皮肤出现红晕发热为度。

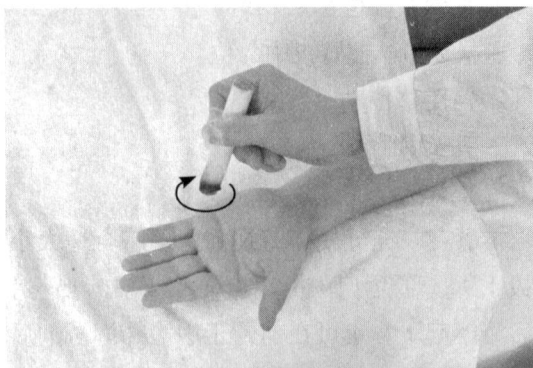

图1-3-25　回旋灸手掌

四、砭术调理

1.取穴及部位

大陵、内关穴及前臂正中、掌根及手掌。

2.常用体位

一般采用卧位或者坐位。

3.操作

（1）掌根部　首先用加热砭具热熨劳损部位，以手掌根部为主，约10分钟，然后用砭具点按内关、大陵穴及掌根部1~2分钟。

（2）前臂正中　用砭具沿前臂正中往复推刮10分钟（图1-3-26），重点在掌根部进行调理。

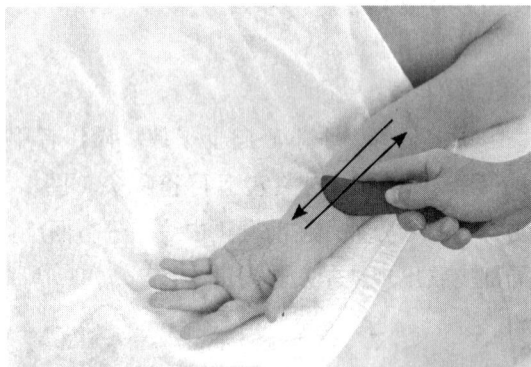

图1-3-26　推刮前臂正中

（3）腕横韧带部　用砭具边缘弹拨10~15次（图1-3-27）。

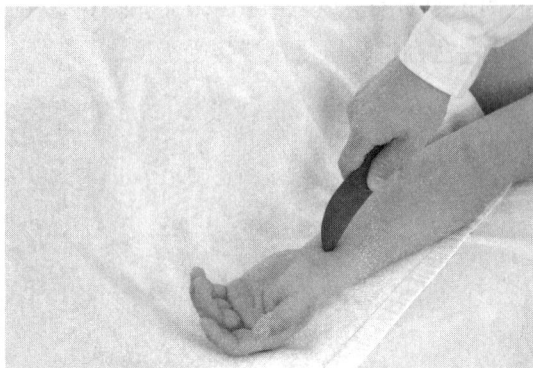

图1-3-27　砭具弹拨腕横韧带

（4）腕部　以砭具在腕部做擦法结束（图1-3-28）。

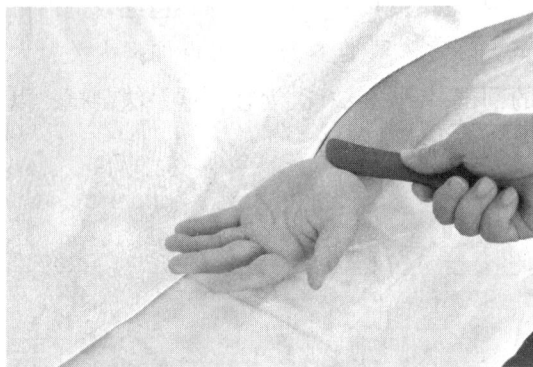

图1-3-28　砭具擦腕部

五、注意事项

（1）根据宾客的症状增减刮痧部位，重点在腕横韧带处刮痧。

（2）麻木症状重的宾客疗程较长。

（3）可适当活动腕部。

（4）注意腕部保暖，避免受风受寒。

第四章 内科常见相对复杂亚健康状态调理

第一节 肠胃失调

肠胃失调是指因感受外邪，或被饮食所伤，或情志失调，或脾胃虚弱，或脾肾阳虚等原因引起的以胃肠不适为主，以排便次数增多，粪便稀溏，甚至泄如水样为主要表现的肠胃亚健康状态。季节性特点明显，夏、秋两季多见。本节主要讲述功能性肠胃失调的保健调理。

一、刮痧调理

1. 取穴及部位

足三里穴及中脘至神阙一线、中脘至天枢一线、神阙至中极一线、背部膀胱经。

扫一扫看视频

2. 常用体位

一般采用卧位。

3. 操作

（1）上腹部正中 刮痧板沿腹部从中脘至神阙一线刮法（图1-4-1），10~20次，刮至皮肤出现潮红、紫红色等痧痕，或出现粟粒状、丘疹样斑点为度。重点刮拭中脘，点压按揉3~5秒。

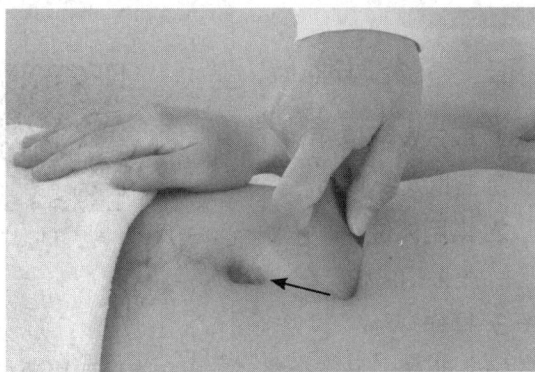

图 1-4-1 刮中脘至神阙一线

（2）中脘至天枢一线 刮痧板从中脘至天枢一线刮法（图1-4-2），每侧10~20次，刮至皮肤出现潮红、紫红色等痧痕，或出现粟粒状、丘疹

样斑点为度。重点刮拭天枢穴，点压按揉3~5秒。

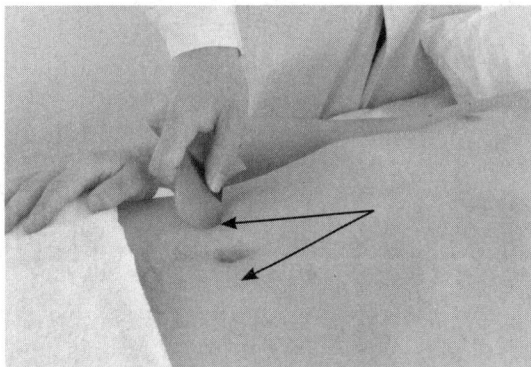

图 1-4-2 刮中脘至天枢一线

（3）下腹部正中 刮痧板从神阙至中极一线刮法（图1-4-3），10~20次，刮至皮肤出现潮红、紫红色等痧痕，或出现粟粒状、丘疹样斑点为度。重点刮拭关元、气海穴，每穴点压按揉3~5秒。

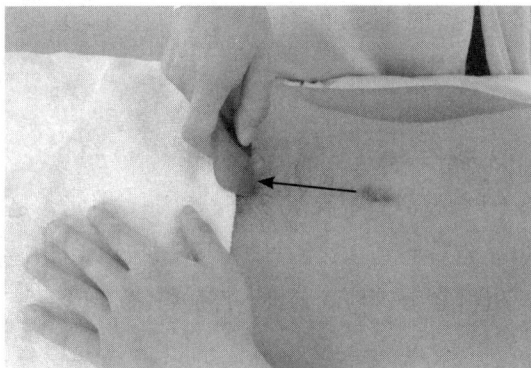

图 1-4-3 刮神阙至中极一线

（4）下肢部 刮拭足三里（图1-4-4）10~20次，刮至皮肤出现潮红、紫红色等痧痕，或出现粟粒状、丘疹样斑点为度。点压按揉3~5秒。

（5）背部 刮痧板刮背部膀胱经（图1-4-5）10~20次，刮至皮肤出现潮红、紫红色等痧痕，或出现粟粒状、丘疹样斑点为度。重点刮拭脾

俞、胃俞穴，每穴点压按揉 3~5 秒。

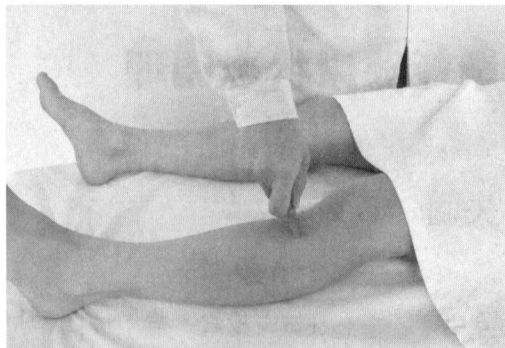

图 1-4-4　刮拭足三里

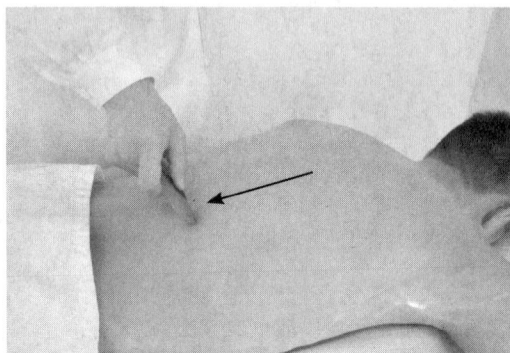

图 1-4-5　刮背部膀胱经

二、拔罐调理

1.取穴及部位

中脘、天枢、气海、关元、脾俞、胃俞、足三里穴。

扫一扫看视频

2.常用体位

一般采用卧位。

3.操作

（1）腹部　中脘、天枢、气海、关元、足三里穴，选择合适大小罐具，闪火法拔罐（图 1-4-6），每穴留罐 10~15 分钟，然后将罐起下。

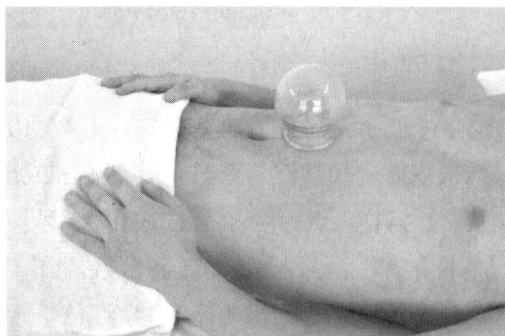

图 1-4-6　中脘拔罐

（2）下肢部　足三里穴，选择合适大小罐具，闪火法拔罐（图 1-4-7），留罐 10~15 分钟，然后将罐起下。

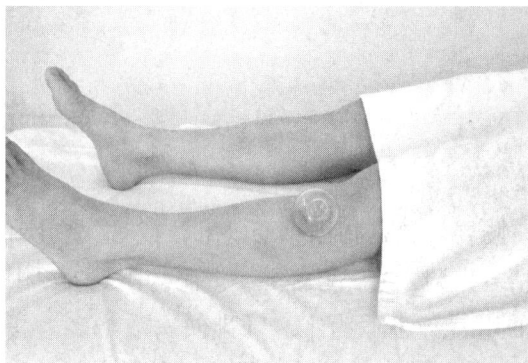

图 1-4-7　足三里拔罐

（3）背部　脾俞、胃俞穴，选择合适大小罐具，闪火法拔罐，留罐 10~15 分钟，然后将罐起下。也可在膀胱经上上下往返走罐（图 1-4-8），皮肤略红晕后，将罐具拔于脾俞、胃俞穴处，留罐 5 分钟左右。

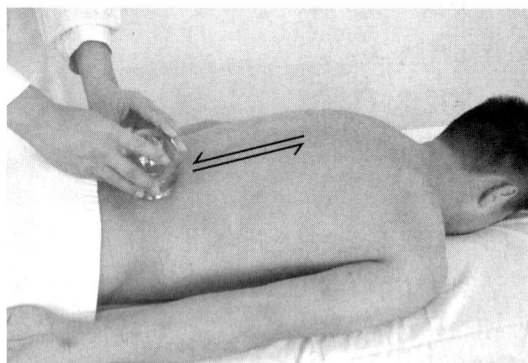

图 1-4-8　膀胱经上走罐

三、艾灸调理

1.取穴及部位

足三里穴及腹部。

2.常用体位

一般采用卧位。

扫一扫看视频

3.操作

（1）腹部　暴露全腹部，用全腹部专用灸具，普通艾条 4 根，每根截断成 4 节，点燃一头，均匀放置于灸具中，准备完毕后将灸具扣置于腹部（图 1-4-9），以宾客耐受和不烫伤为准，每次 20~40 分钟左右，灸至局部皮肤红晕略有汗出为度。

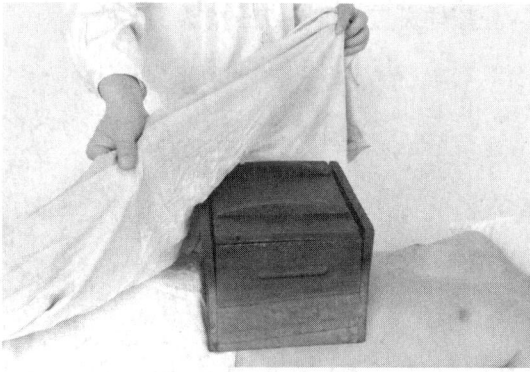

图 1-4-9　灸具灸腹部

（2）下肢部　雀啄灸双侧足三里穴（图 1-4-10），灸至皮肤出现红晕，一般约灸 5 分钟。

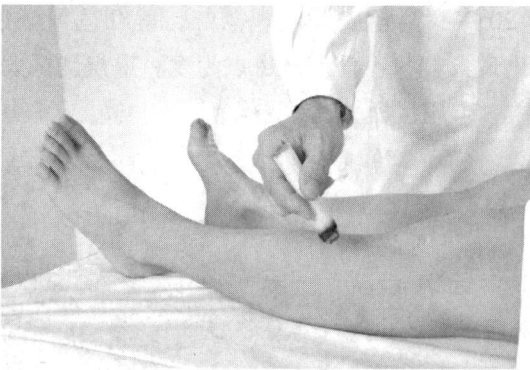

图 1-4-10　雀啄灸足三里

四、砭术调理

1. 取穴及部位

中脘、天枢、气海、关元、脾俞、胃俞、足三里穴。

扫一扫看视频

2. 常用体位

一般采用卧位。

3. 操作

（1）腹部　用砭具点压中脘、天枢、气海、关元穴，产生酸、麻、胀为度。用加热砭具热熨腹部（图 1-4-11），以中脘、天枢、气海、关元穴为主，约 10 分钟。用砭具沿腹部中线往复推刮

5 分钟。

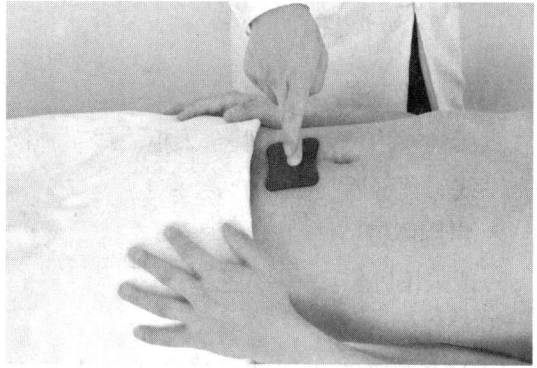

图 1-4-11　砭具热熨腹部

（2）背部　用砭具沿背部膀胱经往复推刮 5 分钟（图 1-4-12），以脾俞、胃俞穴为主。

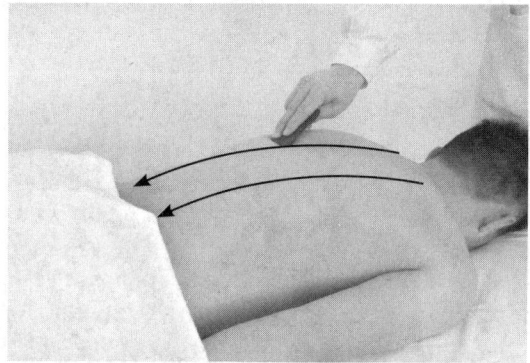

图 1-4-12　砭具推刮背部膀胱经

五、注意事项

（1）本亚健康状况需要在中医类别医师指导下，在医疗机构内开展调理。

（2）起居避免寒凉，避免暴饮暴食，饮食清淡。

（3）慢性肠胃失调调理效果较好。

（4）如果出现肠胃失调、腹痛剧烈，或经调理无明显改善等情况，需尽快就医。

第二节　排便不畅

排便不畅是指大便干燥，排出困难，或排便间隔时间延长，艰涩不畅的一种亚健康状况。排便不畅主要是由于大肠传导功能失常，粪便在肠内停留时间过久，水分被过度吸收，而使粪质干燥、坚硬所致。与饮食不节、情志失调、外邪犯胃、禀赋不足等有关。常为脏腑功能失调，大肠

传导失职所致。

一、刮痧调理

1. 取穴及部位
大肠俞、内庭穴及中脘至天枢一线、神阙至中极一线、背部膀胱经。

2. 常用体位
一般采用卧位。

3. 操作
（1）中脘至天枢一线 刮痧板从中脘至天枢一线刮法（图1-4-13），每侧10~20次，刮至皮肤出现潮红、紫红色等痧痕，或出现粟粒状、丘疹样斑点为度。重点刮拭天枢穴，点压按揉3~5秒。

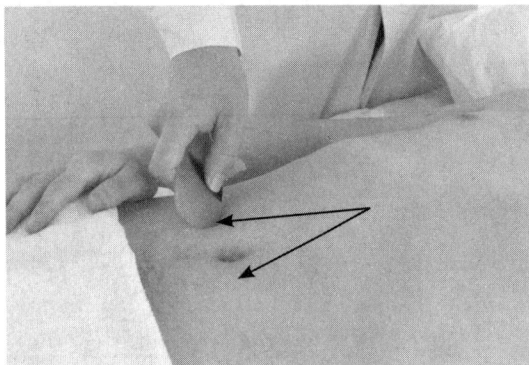

图1-4-13 刮中脘至天枢一线

（2）下腹部正中 刮痧板从神阙至中极一线刮法（图1-4-14），10~20次，刮至皮肤出现潮红、紫红色等痧痕，或出现粟粒状、丘疹样斑点为度。

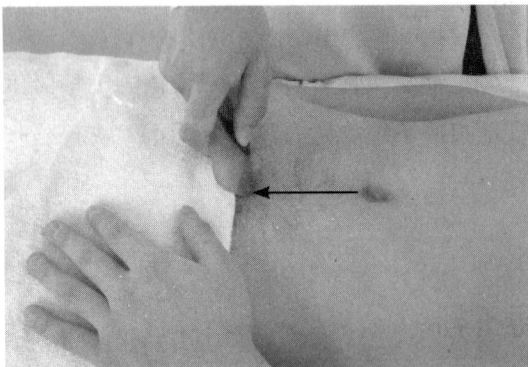

图1-4-14 刮神阙至中极一线

（3）足部 刮拭内庭穴（图1-4-15）10~20次，刮至皮肤出现潮红、紫红色等痧痕，或出现粟粒

状、丘疹样斑点为度。点压按揉3~5秒。

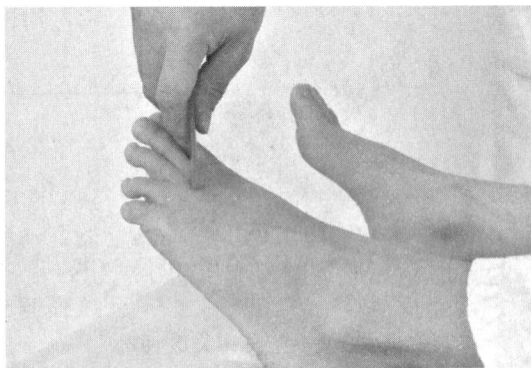

图1-4-15 刮内庭穴

（4）背部 刮痧板刮背部膀胱经（图1-4-16），10~20次，刮至皮肤出现潮红、紫红色等痧痕，或出现粟粒状、丘疹样斑点为度。重点刮拭大肠俞穴，点压按揉3~5秒。

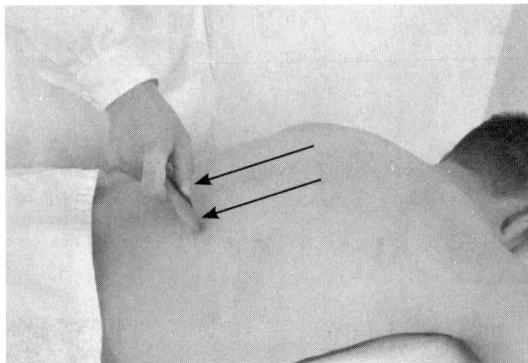

图1-4-16 刮背部膀胱经

二、拔罐调理

1. 取穴及部位
中脘、天枢、气海、关元、脾俞、胃俞、足三里穴。

2. 常用体位
一般采用卧位。

3. 操作
（1）腹部 选择大小适中的罐具，于天枢、足三里穴进行吸拔（图1-4-17），每穴留罐10~15分钟，然后将罐起下；或先在神阙穴周围涂抹适量润滑剂，再选择大小合适的罐具，吸拔于宾客神阙穴周围，然后做顺时针方向走罐数周（图1-4-18），走罐时手法宜轻柔，然后再将罐具吸拔于天枢处，留罐10分钟左右。

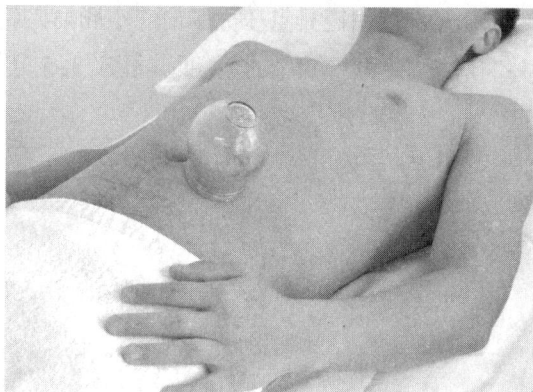

图 1-4-17　天枢拔罐

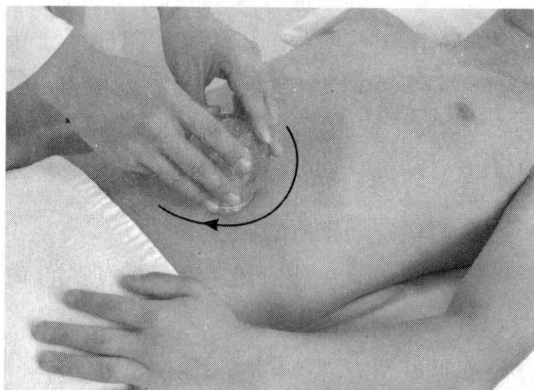

图 1-4-18　神阙周围走罐

（2）背部　选择合适大小的罐具，闪火法吸拔于脾俞（图 1-4-19）、胃俞穴，每穴留罐10~15 分钟。

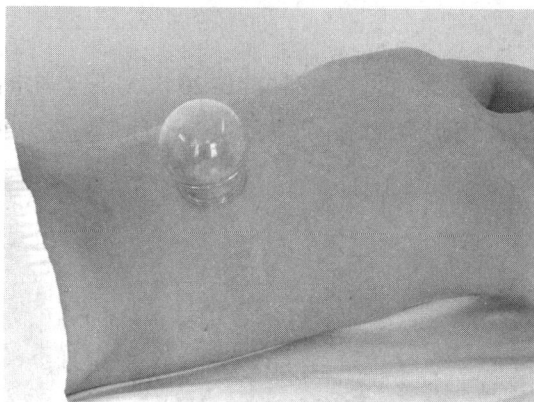

图 1-4-19　脾俞拔罐

三、艾灸调理

1. 取穴及部位
大肠俞穴及腹部。

2. 常用体位
一般采用卧位。

3. 操作

（1）腹部　暴露下腹部，用腹部专用灸具，普通艾条 4 根，每根截断成 4 节，点燃一头，均匀放置于灸具中，准备完毕后将灸具扣置于下腹部（图 1-4-20），以宾客耐受和不烫伤为准，每次 20~40 分钟左右，灸至局部皮肤红晕略有汗出为度。

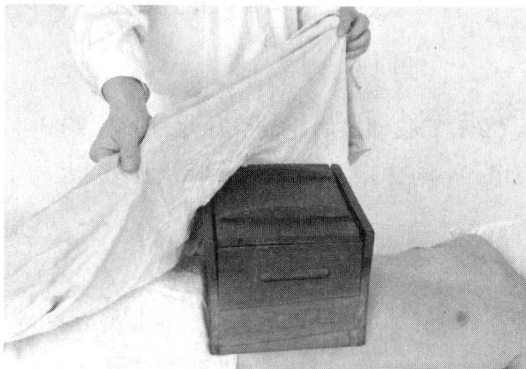

图 1-4-20　灸具灸腹部

（2）背部　雀啄灸双侧大肠俞穴（图 1-4-21），灸至皮肤出现红晕，一般约灸 5 分钟。

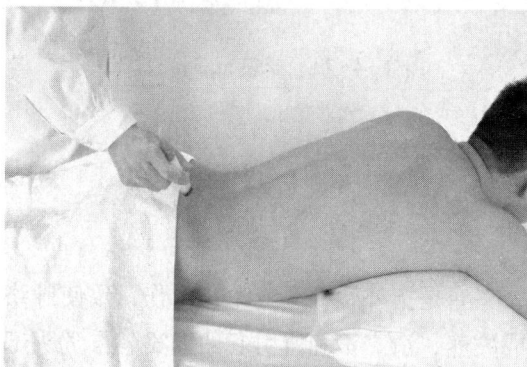

图 1-4-21　雀啄灸大肠俞

四、砭术调理

1. 取穴及部位
天枢、足三里、大肠俞、小肠俞穴及下腹部。

2. 常用体位
一般采用卧位。

3. 操作

（1）腹部　用砭具分别点压两侧天枢穴，产生酸、麻、胀为度，每穴 3~5 分钟即可。用砭具擦下腹部（图 1-4-22）。

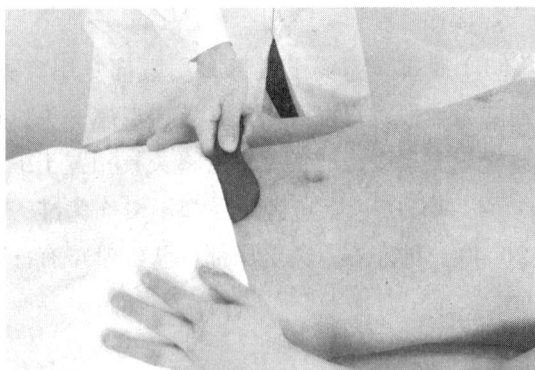

图 1-4-22　砭具擦下腹部

（2）下肢部　用砭具点压足三里穴约 3~5 分钟（图 1-4-23），以产生酸、麻、胀感为度。

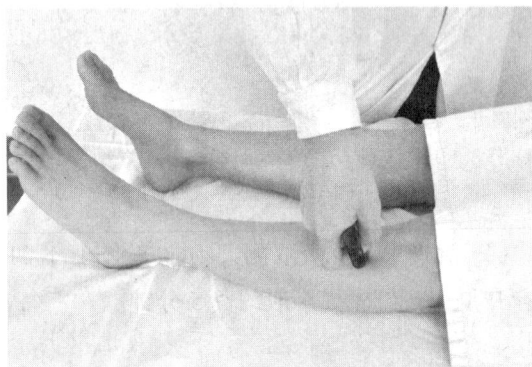

图 1-4-23　砭具点压足三里

（3）背部　用砭具点压大肠俞、小肠俞穴（图 1-4-24），产生酸、麻、胀为度，每穴 3~5 分钟即可。

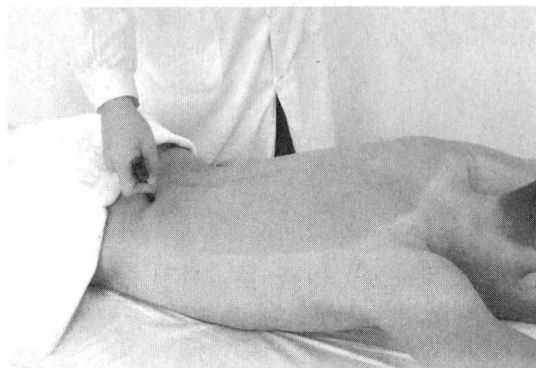

图 1-4-24　砭具点压大肠俞

五、注意事项

（1）养成定期排便的习惯。

（2）饮食上宜以粗纤维、润肠通便的食物为主，少食辛辣刺激食物。

（3）调畅情志。

第三节　头痛

头痛是指外感六淫或七情内伤，致使脉络拘急或失养，清窍不利所引起的以宾客自觉头部疼痛为主要表现的一种亚健康状况，也是一个常见症状。头痛可发生于一侧、两侧，或前额，或后枕部，或颠顶，或整个头部，也可连及颈项。

一、刮痧调理

1.取穴及部位
太阳穴及风池至肩井一线、头维至率谷一线、百会至风府一线颈项部。

2.常用体位
一般采用坐位。

3.操作
（1）头部　用刮具棱角刮拭，先刮百会至风府穴一线（图 1-4-25），头维至率谷穴一线，轻刮太阳穴及附近，每部位 10~20 次，不宜强求出痧。再用刮痧板棱角点按百会 3~5 秒，酸胀为度。

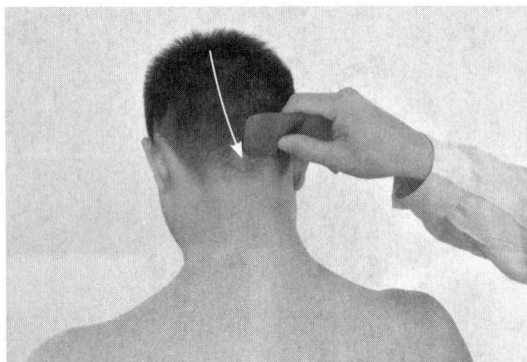

图 1-4-25　刮百会至风府穴一线

（2）颈项部　刮风池至肩井一线（图 1-4-26），包括刮颈椎、颈椎旁，每部位 10~20 次，刮至皮肤出现潮红、紫红色等痧痕，或出现粟粒状、丘疹样斑点为度。再用刮痧板棱角点按百会、肩井，每穴 3~5 秒，酸胀为度。

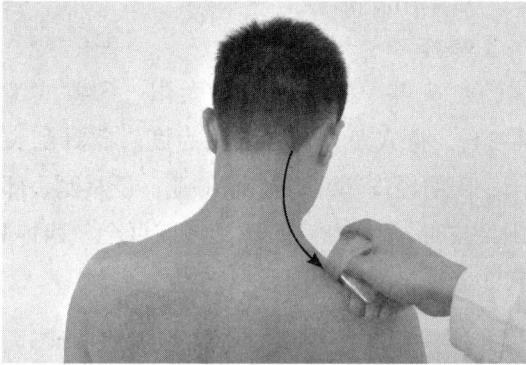

图 1-4-26　刮风池至肩井一线

二、拔罐调理

1. 取穴及部位

大椎、太阳、曲池、外关、风门穴。

2. 常用体位

一般采用卧位。

3. 操作

（1）颈背部　大椎、风门穴，选择合适大小罐具，闪火法拔罐（图 1-4-27），每穴留罐 10~15 分钟，然后将罐起下。

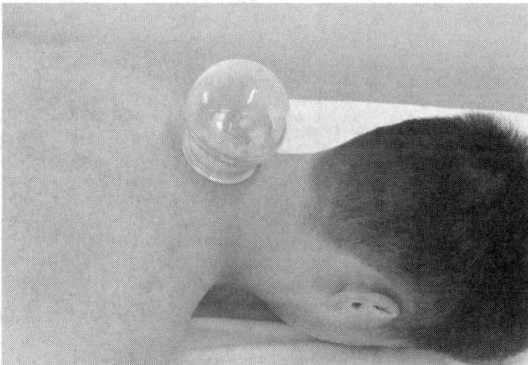

图 1-4-27　大椎穴拔罐

（2）头部　太阳穴，选择合适大小罐具，闪火法拔罐（图 1-4-28），留罐 10~15 分钟，然后将罐起下。

（3）上肢部　曲池、外关穴，选择合适大小罐具，闪火法拔罐（图 1-4-29），每穴留罐 10~15 分钟，然后将罐起下。

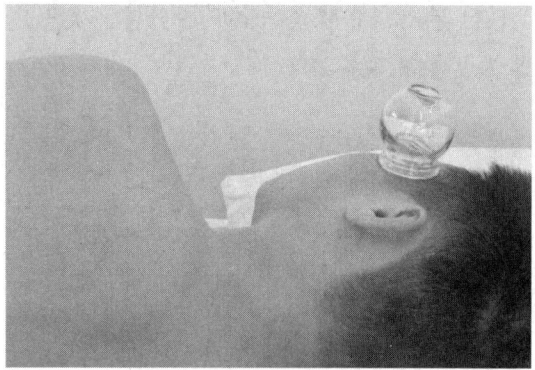

图 1-4-28　太阳穴拔罐

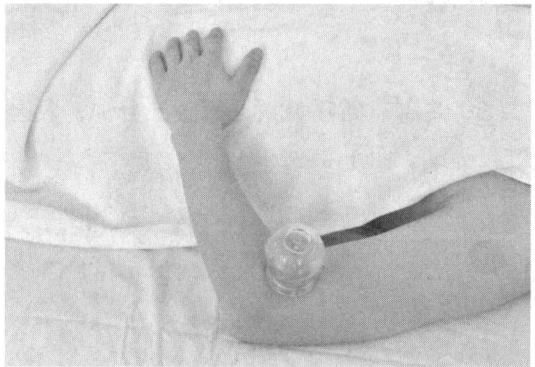

图 1-4-29　曲池拔罐

三、艾灸调理

1. 取穴及部位

百会、太阳、合谷、印堂、阳白、四神聪、太冲、风池穴。

2. 常用体位

一般采用卧位。

3. 操作

（1）头部　雀啄灸百会、四神聪、印堂、阳白、太阳穴等（图 1-4-30），每穴灸 5 分钟，灸至皮肤红晕为度。

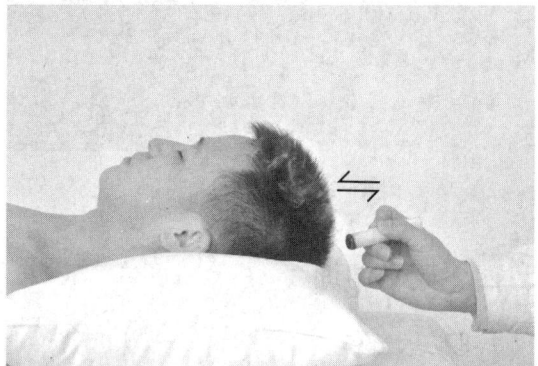

图 1-4-30　雀啄灸百会

（2）手部 雀啄灸合谷穴5分钟，灸至皮肤红晕为度（图1-4-31）。

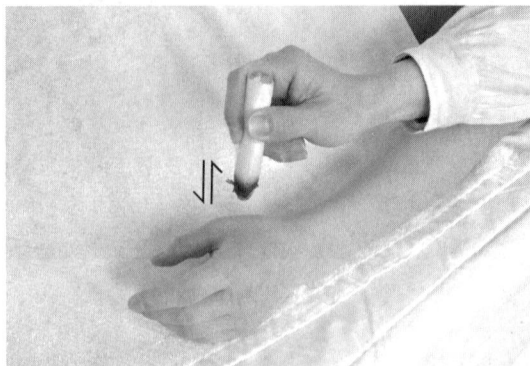

图1-4-31 雀啄灸合谷

（3）足部 雀啄灸太冲穴灸5分钟，灸至皮肤红晕为度（图1-4-32）。

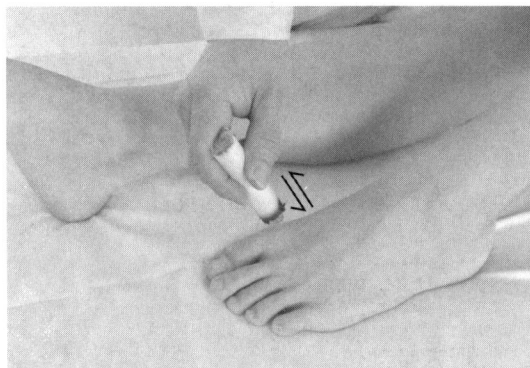

图1-4-32 雀啄灸太冲

（2）颈部 雀啄灸风池穴5分钟，灸至皮肤红晕为度（图1-4-33）。

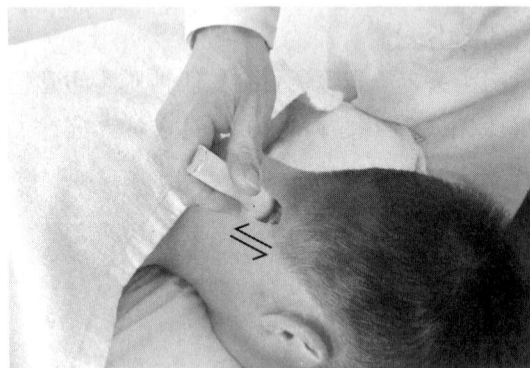

图1-4-33 雀啄灸风池

四、砭术调理

1.取穴及部位

太阳、印堂、百会、四神聪、大椎穴及头部

太阳经、阳明经、少阳经。

2.常用体位

一般采用卧位。

3.操作

（1）头部 砭具点按揉太阳、印堂穴（图1-4-34），每穴3分钟，酸胀为度。砭具刮头部太阳、阳明经皮部，每经刮10遍。砭具刮头部足少阳经皮部，刮10遍。砭具点按百会、四神聪，每穴3分钟，酸胀为度。

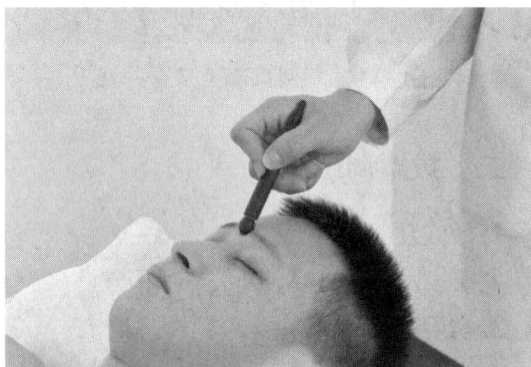

图1-4-34 砭具点按揉印堂

（2）颈部 砭具点按大椎3分钟，酸胀为度（图1-4-35）。

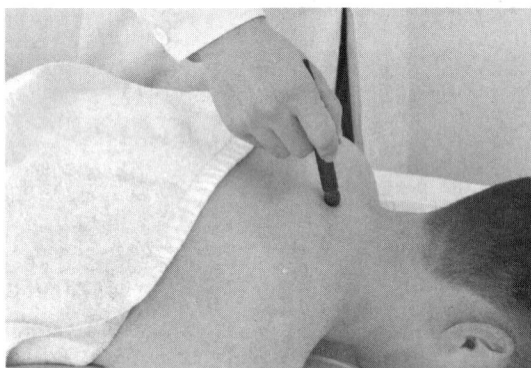

图1-4-35 砭具点按大椎

五、注意事项

（1）注意明确头痛的原因，排除颅内器质性病变。

（2）保健调理对功能性头痛效果良好。

（3）调畅情志，避风寒。

第四节　头晕

头晕是一种常见的脑部功能性障碍，表现为头昏、头胀、头重脚轻、脑内摇晃、眼花等症状，可单独出现，但常与头痛并发。六淫外感，七情内伤，都可导致。

一、刮痧调理

1. 取穴及部位

百会、太阳、风池穴及颈部、印堂至神庭一线、太阳绕耳上至后发际一线、百会至前后发际一线、风池至肩峰一线。

2. 常用体位

一般采用卧位。

3. 操作

（1）头部　从印堂刮至神庭（图1-4-36），刮拭10~20次。从太阳穴开始，绕耳上至后发际刮拭（图1-4-37），每部位刮拭10~20次。以百会穴一带为起点向前、后发际线刮拭（图1-4-38），每部位刮拭10~20次为宜。点压按揉百会、太阳、风池穴，每穴位各刮10~20次。头部刮拭，不强求出痧。

（2）颈肩部　刮拭颈部正中督脉循行线（图1-4-39），刮拭10~20次为宜。刮拭颈部两侧膀胱经循行线，每侧各刮10~20次。刮拭风池至肩峰一线（图1-4-40），每侧各刮10~20次。均刮至皮肤出现潮红、紫红色等痧痕，或出现粟粒状、丘疹样斑点为度。

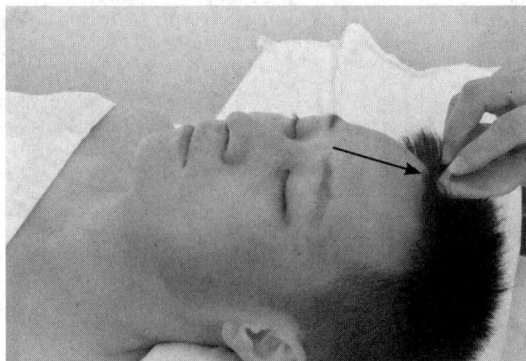

图1-4-37　从太阳穴开始，绕耳上至后发际刮拭

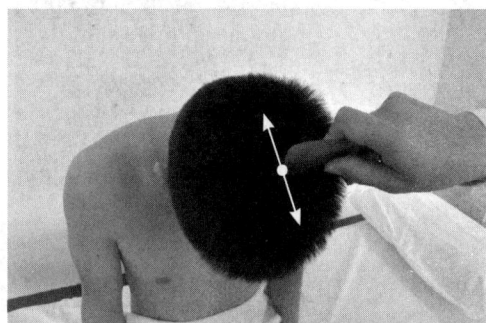

图1-4-38　从百会穴起向前、后发际线刮拭

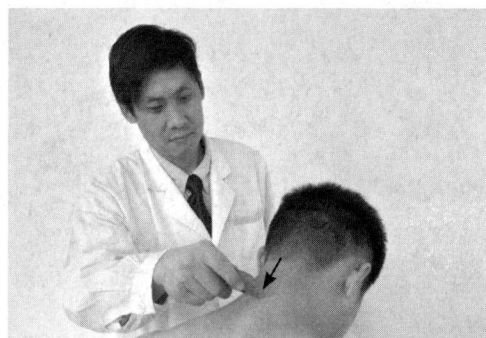

图1-4-39　刮拭颈部正中督脉循行线

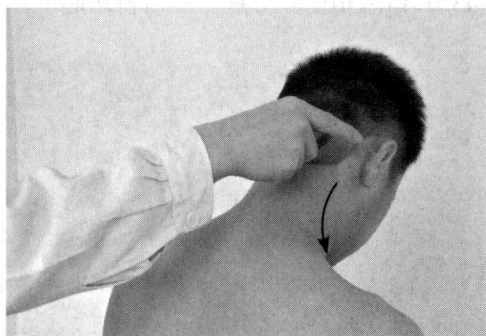

图1-4-36　印堂刮至神庭

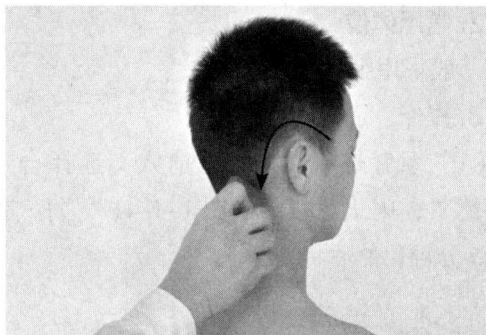

图1-4-40　刮拭风池至肩峰一线

二、拔罐调理

1.取穴及部位

印堂、太阳、大椎、脾俞、足三里穴。

2.常用体位

一般采用卧位。

3.操作

（1）颈背部　大椎、脾俞穴，选择合适大小的罐具，闪火法拔罐（图1-4-41），每穴留罐10~15分钟，然后将罐起下。

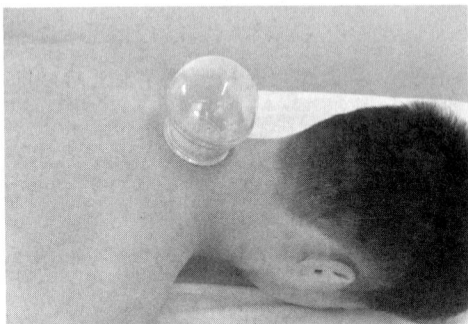

图1-4-41　大椎拔罐

（2）头部　印堂、太阳穴，选择合适大小罐具，闪火法拔罐（图1-4-42），每穴留罐10~15分钟，然后将罐起下。

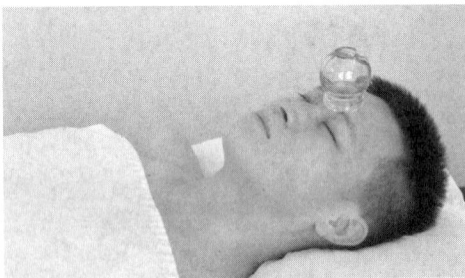

图1-4-42　印堂拔罐

（3）下肢部　足三里穴，闪火法拔罐（图1-4-43），留罐10~15分钟，然后将罐起下。

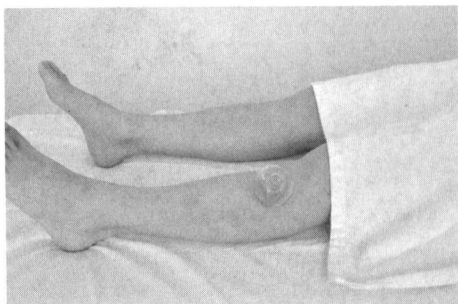

图1-4-43　足三里拔罐

三、艾灸调理

1.取穴及部位

百会、风池穴及背部。

2.常用体位

一般采用卧位。

3.操作

（1）头颈部　雀啄灸百会10分钟，风池每穴5分钟（图1-4-44），灸至皮肤红晕为度。

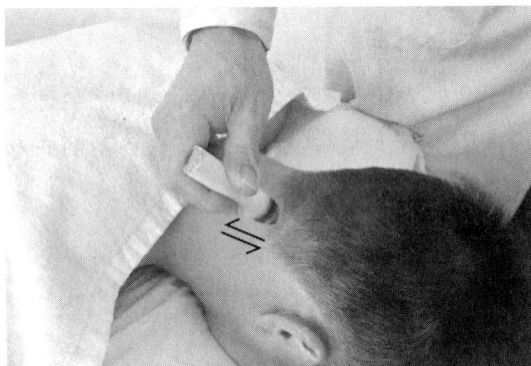

图1-4-44　雀啄灸风池

（3）背部　暴露背部，用背部专用灸具，普通艾条4根，每根截断成4节，点燃一头，均匀放置于灸具中，准备完毕后将灸具扣置于背部（图1-4-45），以宾客耐受和不烫伤为准，每次20~40分钟左右，灸至局部皮肤红晕略有汗出为度。

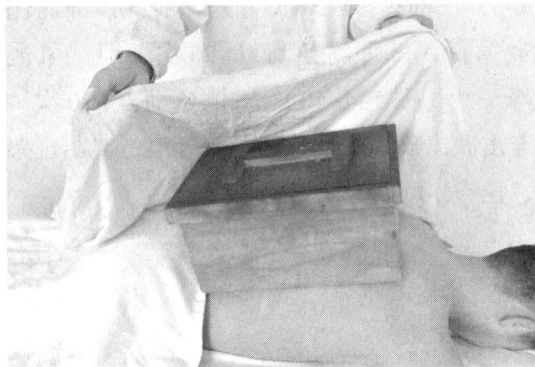

图1-4-45　灸具灸背部

四、砭术调理

1.取穴及部位

百会、太阳、大椎、风池、肩井、合谷穴及颈肩部。

2. 常用体位

一般采用卧位。

3. 操作

（1）头部 砭具点按揉百会（图 1-4-46）、太阳穴，每穴 3 分钟，酸胀为度。

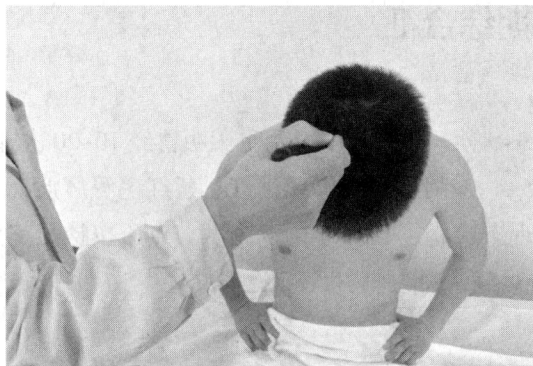

图 1-4-46　砭具点按揉百会

（2）颈肩部 砭具点按揉大椎（图 1-4-47）、风池穴，每穴 3 分钟，酸胀为度。加热砭具热熨颈肩部。加热砭具擦颈肩部。

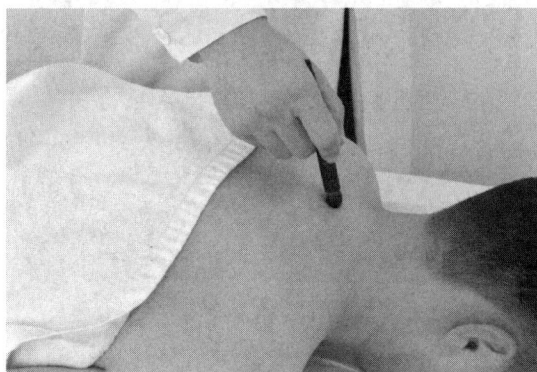

图 1-4-47　砭具点按揉大椎

（3）手部 砭具点按合谷穴 3 分钟（图 1-4-48），酸胀为度。

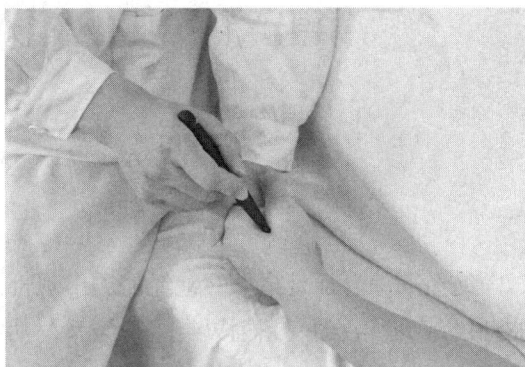

图 1-4-48　砭具点按合谷

五、注意事项

（1）保健调理本病效果良好，但应分辨标本缓急，头晕急重者，先治其标，头晕较轻或发作间歇期，注意求因治本。

（2）避免可能导致头晕的各种外部因素，调适情志，保持平和心态。

（3）劳逸结合，戒除烟酒，节制房事，不做头部剧烈运动。

第五章　其他相对复杂亚健康状态调理

第一节　围绝经期综合征

围绝经期综合征是指妇女绝经前后出现性激素波动或减少所致的一系列以自主神经系统功能紊乱为主，伴有神经心理症状的一组症候群。表现为月经紊乱，烘热汗出，烦躁易怒，头晕耳鸣，失眠多梦，心悸淡忘，腰背酸楚，情志不安等的一种亚健康状况。短则数月，长者可迁延数年甚至更长。多因肾气渐衰，阴阳失调，脏腑气血功能紊乱所致。

一、刮痧调理

1. 取穴及部位

关元穴及任脉。

2. 常用体位

一般采用卧位。

3. 操作

（1）下腹部　刮任脉 10~20 次（图 1-5-1），刮至皮肤出现潮红、紫红色等痧痕，或出现粟粒状、丘疹样斑点为度。点压按揉关元穴 3~5 秒（图 1-5-2），酸胀为度。

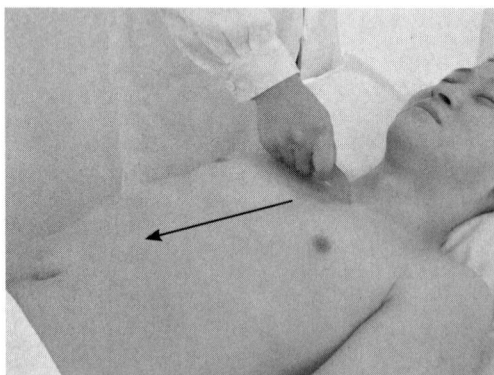

图 1-5-1　刮任脉

（2）下肢部　刮足太阴脾经 10~20 次（图 1-5-3），刮至皮肤出现潮红、紫红色等痧痕，或出现粟粒状、丘疹样斑点为度。点压按揉三阴交穴 3~5 秒，酸胀为度。刮足阳明胃经 10~20 次（图 1-5-4），刮至皮肤出现潮红、紫红色等痧痕，或出现粟粒状、丘疹样斑点为度。点压按揉足三里穴 3~5 秒，酸胀为度。

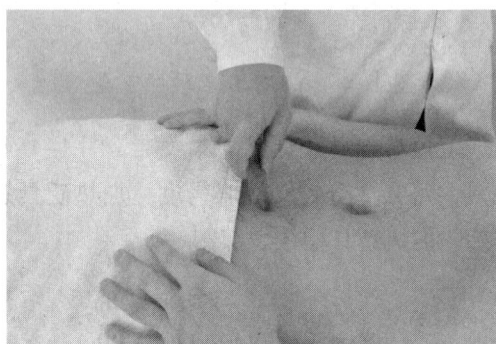

图 1-5-2　点压按揉关元

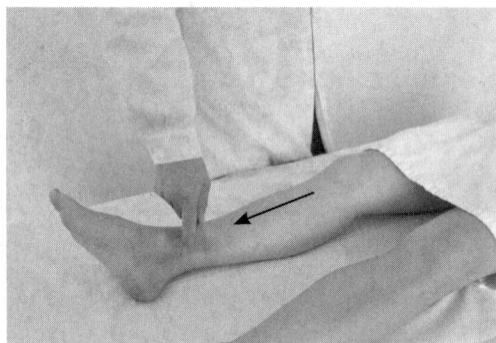

图 1-5-3　刮足太阴脾经

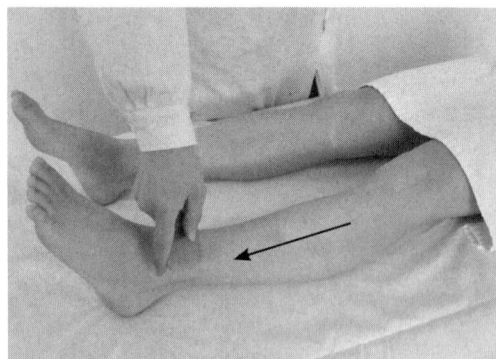

图 1-5-4　刮足阳明胃经

（2）背部 刮足太阳膀胱经 10~20 次（图 1-5-5），刮至皮肤出现潮红、紫红色等痧痕，或出现粟粒状、丘疹样斑点为度。在心俞、肾俞、次髎穴点按揉，每穴 3~5 秒，酸胀为度。

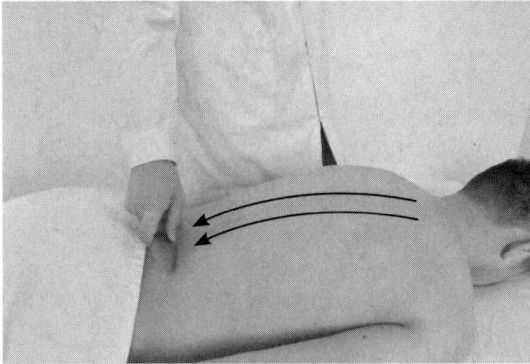

图 1-5-5 刮足太阳膀胱经

二、拔罐调理

1. 取穴及部位

气海、关元、中极、肾俞、八髎、三阴交穴。

2. 常用体位

一般采用卧位。

3. 操作

（1）腹部 气海、关元、中极穴，选择合适大小的罐具，闪火法拔罐（图 1-5-6），每穴留罐 10~15 分钟，然后将罐起下。

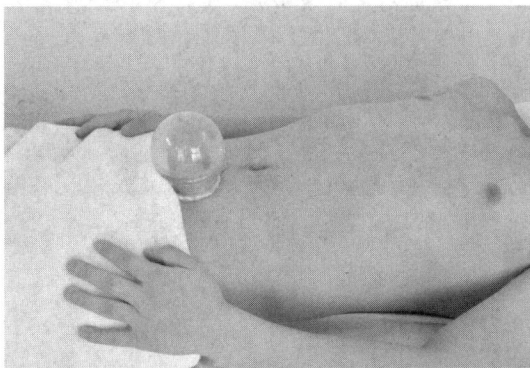

图 1-5-6 关元拔罐

（2）下肢部 三阴交穴，选择合适大小的罐具，闪火法拔罐（图 1-5-7），留罐 10~15 分钟，然后将罐起下。

（2）腰骶部 肾俞、八髎穴，选择合适大小的罐具，闪火法拔罐（图 1-5-8），每穴留罐

10~15 分钟，然后将罐起下。

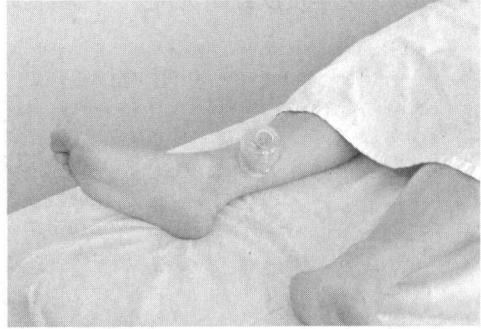

图 1-5-7 三阴交拔罐

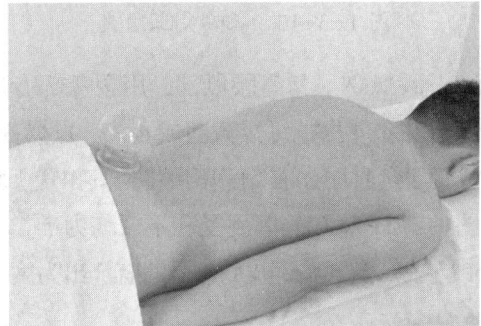

图 1-5-8 八髎拔罐

三、艾灸调理

1. 取穴及部位

三阴交穴及下腹部、腰骶部。

2. 常用体位

一般采用卧位。

3. 操作

（1）下腹部 暴露下腹部，用腹部专用灸具，普通艾条 2 根，每根截断成 4 节，点燃一头，均匀放置于灸具中，准备完毕后将灸具扣置于下腹部（图 1-5-9），以宾客耐受和不烫伤为准，每次 20 分钟左右，灸至局部皮肤红晕略有汗出为度。

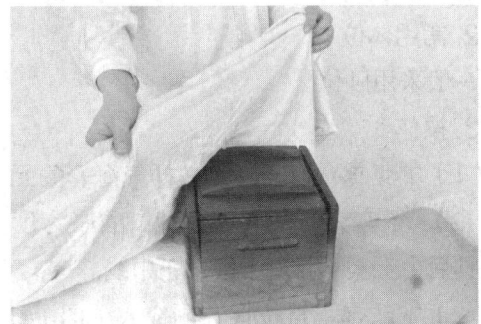

图 1-5-9 灸具灸下腹部

（2）下肢部　灸下腹部同时，雀啄灸三阴交（图1-5-10），灸至皮肤红晕为度。

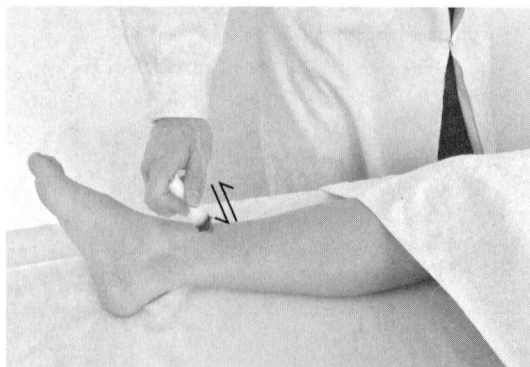

图1-5-10　雀啄灸三阴交

（3）腰骶部　暴露腰骶部，用腰骶部专用灸具，普通艾条4根，每根截断成4节，点燃一头，均匀放置于灸具中，准备完毕后将灸具扣置于腰骶部（图1-5-11），以宾客耐受和不烫伤为准，每次20分钟左右，灸至局部皮肤红晕略有汗出为度。

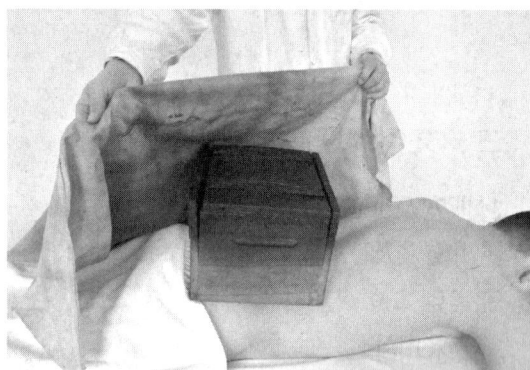

图1-5-11　灸具灸腰骶部

四、砭术调理

1.取穴及部位

气海、关元、肾俞、八髎、三阴交、子宫穴及下腹部正中线。

2.常用体位

一般采用卧位。

3.操作

（1）下腹部　以砭具点按揉气海、关元（图1-5-12）、子宫穴，每穴3分钟，酸胀为度。加热砭具后由上至下推刮下腹部正中线。

（2）下肢部　点按揉三阴交穴（图1-5-13）3分钟，酸胀为度。

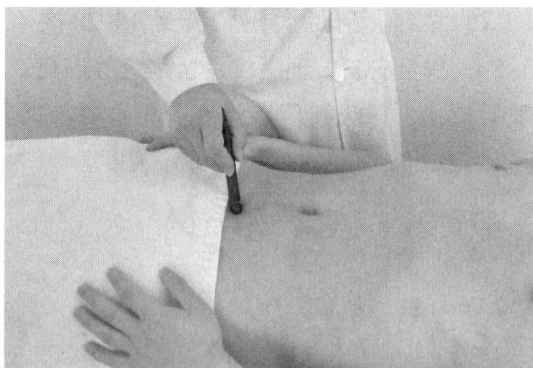

图1-5-12　点按揉关元

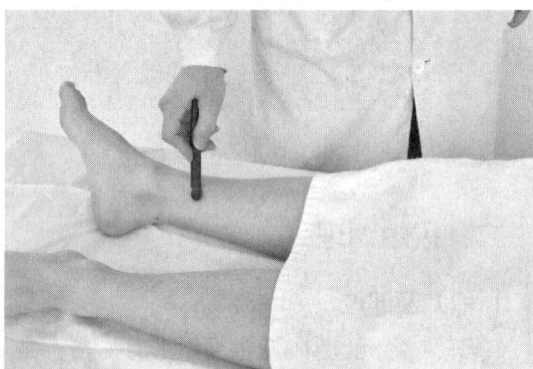

图1-5-13　点按揉三阴交

（3）腰骶部　加热砭具点按揉肾俞、八髎（图1-5-14），每穴3分钟，酸胀为度。

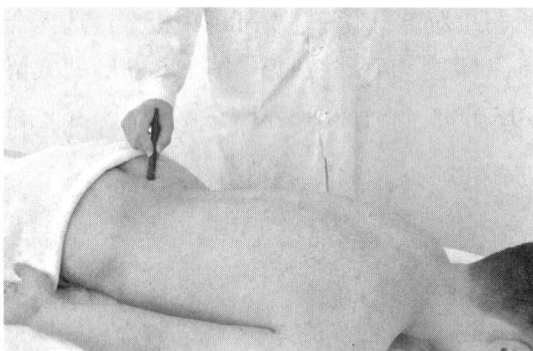

图1-5-14　按揉八髎

五、注意事项

（1）生活应有规律，注意劳逸结合，保证充足的睡眠。

（2）要解除思想负担，保持豁达、乐观的情绪。

（3）饮食方面应适当限制高脂肪食物及糖类食物，少吃盐，不吸烟，不喝酒，不喝浓茶，不喝咖啡，多食富含蛋白质的食物及瓜果蔬菜等。

第二节　耳鼻亚健康

耳鼻亚健康是指耳鼻出现不适情况，多表现为自觉耳内鸣响，或如闻蝉声，或如潮声，或不同程度的听觉减退甚至消失，或鼻部闭塞不通，或出现鼻流浊涕，如泉下渗、量多不止等亚健康状态。

一、刮痧调理

1. 取穴及部位

风池、印堂、迎香、尺泽、合谷、翳风、外关、中渚、丰隆、太溪、行间穴及耳门至听会穴一线。

2. 常用体位

一般采用卧位。

3. 操作

（1）头部　刮拭翳风（图1-5-15）、风池、印堂、迎香、耳门至听会穴一线（图1-5-16）10~20次，刮至皮肤出现潮红、紫红色等痧痕，或出现粟粒状、丘疹样斑点为度，刮拭面部印堂、迎香时，手法要轻柔，以不出痧为度。

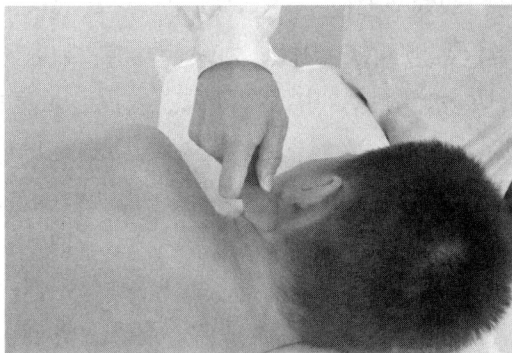

图1-5-15　刮拭翳风

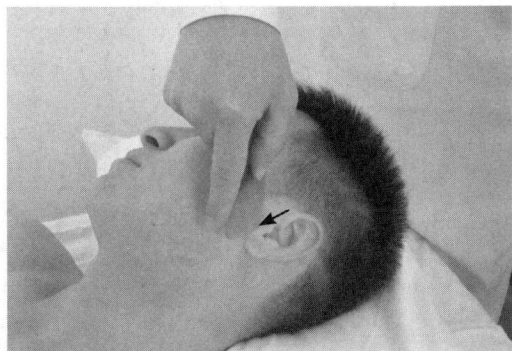

图1-5-16　刮耳门至听会一线

（2）上肢部　刮拭外关（图1-5-17）、尺泽、中渚穴10~20次，刮至皮肤出现潮红、紫红色等痧痕，或出现粟粒状、丘疹样斑点为度。

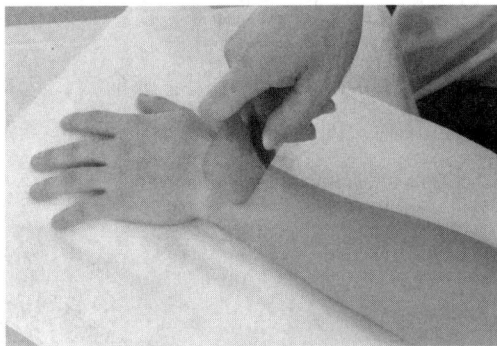

图1-5-17　刮拭外关

（3）下肢部　刮拭丰隆（图1-5-18）、太溪、行间穴10~20次，刮至皮肤出现潮红、紫红色等痧痕，或出现粟粒状、丘疹样斑点为度。

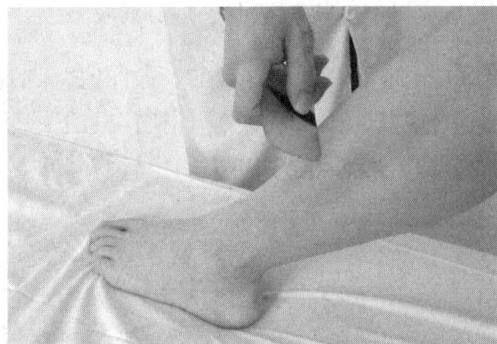

图1-5-18　刮拭丰隆

二、拔罐调理

1. 取穴及部位

大椎、风门、肺俞、印堂、肝俞、肾俞、命门、中脘、关元、三阴交穴。

2. 常用体位

一般采用卧位。

3. 操作

（1）面部　印堂穴，选择合适大小的罐具，闪火法拔罐（图1-5-19），留罐5~10分钟，以不留罐瘢为度。

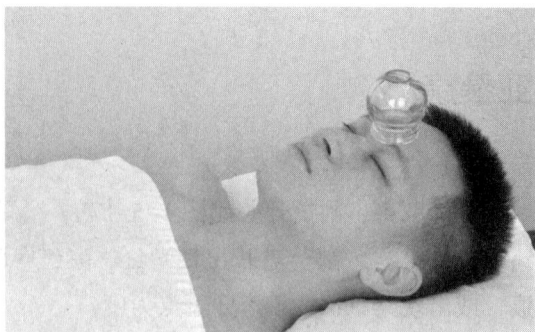

图 1-5-19 印堂拔罐

（2）颈后部　大椎、风门、肺俞穴，选择合适大小的罐具，闪火法拔罐（图 1-5-20），留罐 10~15 分钟，然后将罐起下。

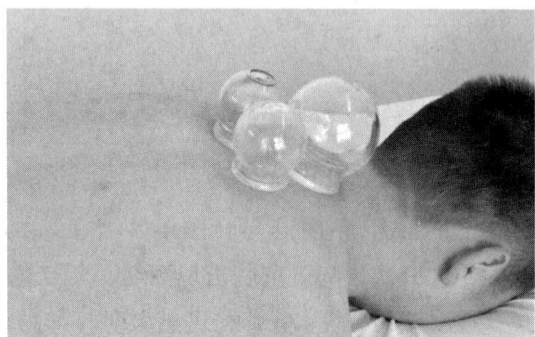

图 1-5-20 大椎、风门拔罐

（3）背腰部　肝俞、肾俞、命门穴，选择合适大小的罐具，闪火法拔罐（图 1-5-21），留罐 10~15 分钟，然后将罐起下。

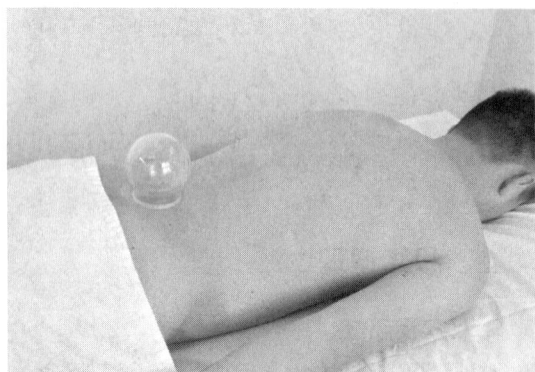

图 1-5-21 命门拔罐

（4）腹部　中脘、关元、三阴交穴，选择合适大小的罐具，闪火法拔罐（图 1-5-22），留罐 10~15 分钟，然后将罐起下。

（5）下肢部　三阴交穴，选择合适大小的罐具，闪火法拔罐（图 1-5-23），留罐 10~15 分钟，然后将罐起下。

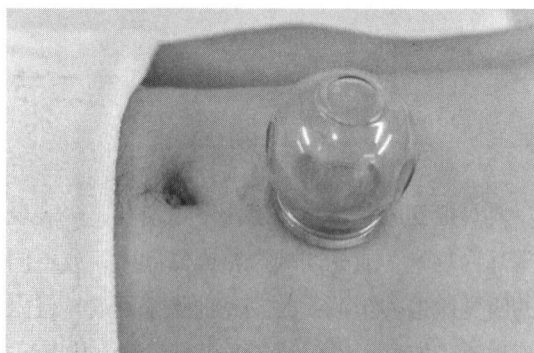

图 1-5-22 中脘拔罐

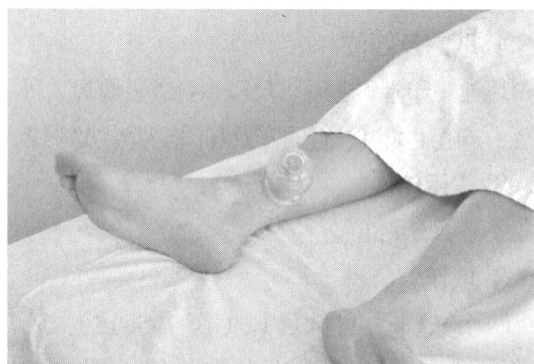

图 1-5-23 三阴交拔罐

三、艾灸调理

1. 取穴及部位

印堂、迎香、少商、列缺、大椎、肺俞、风门、听会、翳风、中渚、外关、太溪、足三里、肾俞、命门穴。

2. 常用体位

一般采用卧位。

3. 操作

（1）头面部　雀啄灸印堂、迎香、听会（图 1-5-24）、翳风穴，灸至皮肤出现红晕，一般灸 5~10 分钟。

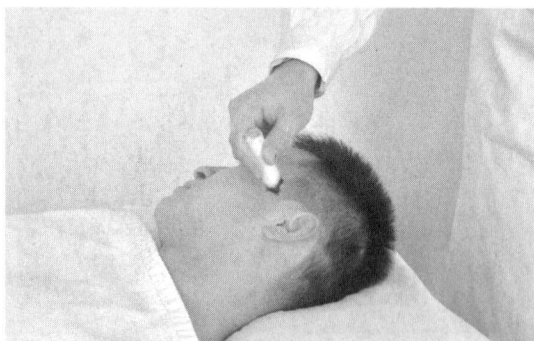

图 1-5-24 雀啄灸听会

（2）颈部　回旋灸大椎、肺俞、风门穴（图1-5-25），灸至皮肤出现红晕，一般灸5~10分钟。

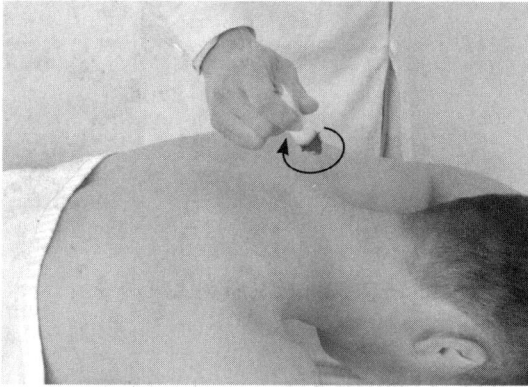

图1-5-25　回旋灸大椎、肺俞、风门

（3）上肢部　雀啄灸少商、中渚（图1-5-26）、列缺、外关穴，灸至皮肤出现红晕为度，一般灸5~10分钟。

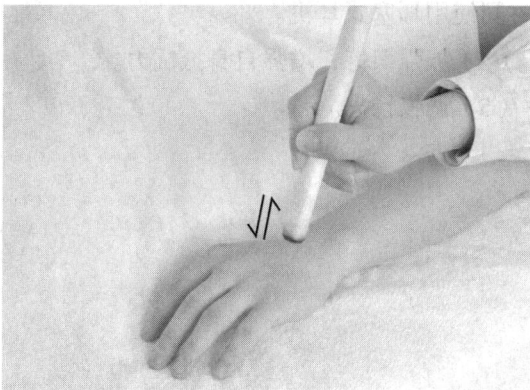

图1-5-26　雀啄灸中渚

（4）下肢部　雀啄灸太溪、足三里（图1-5-27），灸至皮肤出现红晕为度，一般灸5~10分钟。

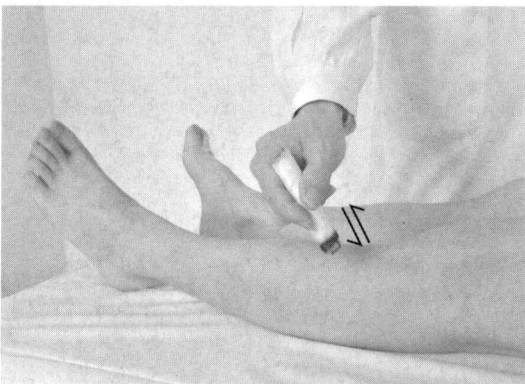

图1-5-27　雀啄灸足三里

（5）腰部　雀啄灸肾俞（图1-5-28）、命门，

灸至皮肤出现红晕为度，一般灸5~10分钟。

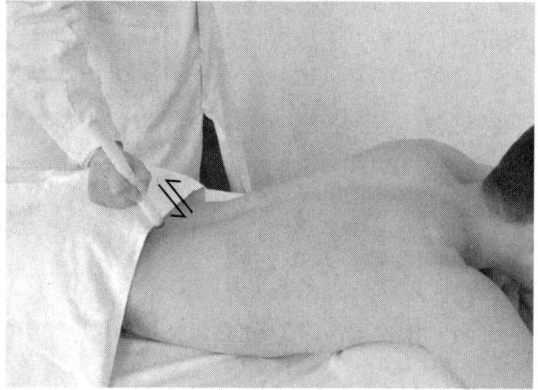

图1-5-28　雀啄灸肾俞

四、砭术调理

1.取穴及部位

角孙、耳门、听宫、听会、翳风、合谷、中渚、迎香、中府、风池、大椎、肺俞、风门穴及耳廓外周和上肢肺经循行线。

2.常用体位

一般采用卧位。

3.操作

（1）头部　用砭具点揉角孙（图1-5-29）、耳门、听宫、听会、翳风、合谷、中渚、迎香穴，以局部酸、麻、胀为度，每穴3~5分钟即可。用砭具轻划、擦耳廓外周。

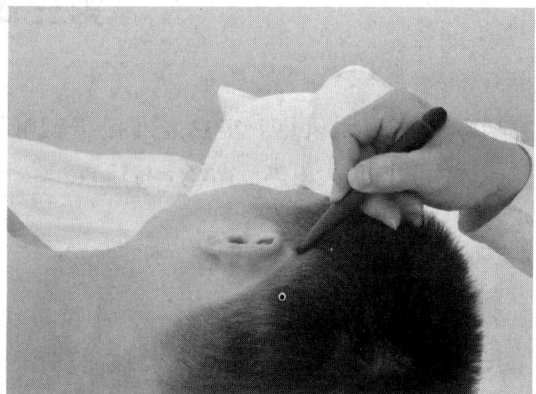

图1-5-29　砭具点揉角孙

（2）颈项部　用砭具轻点按中府（图1-5-30）、风池穴各2分钟。用砭具按揉大椎、肺俞、风门穴，以局部酸、麻、胀为度，每穴3~5分钟即可。

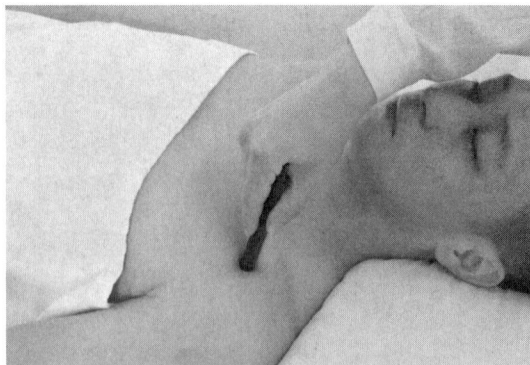

图 1-5-30　砭具轻点按中府

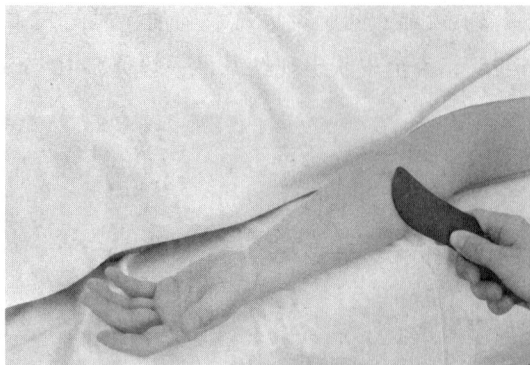

图 1-5-32　砭具推刮上肢肺经

（3）上肢部　用砭具点揉合谷（图 1-5-31）、中渚穴，以局部酸、麻、胀为度，每穴 3~5 分钟即可。用砭具推刮上肢手太阴肺经循行线 10~20 遍（图 1-5-32）。

五、注意事项

（1）注意合理穿衣，避免着凉。

（2）避免饮用咖啡、酒，避免吸烟、接触花粉、粉尘等。

（3）避免接触爆震声和长时间的噪声，不要长时间使用耳塞式耳机。

（4）加强锻炼，增强自身抵抗力。

（5）调畅情志。

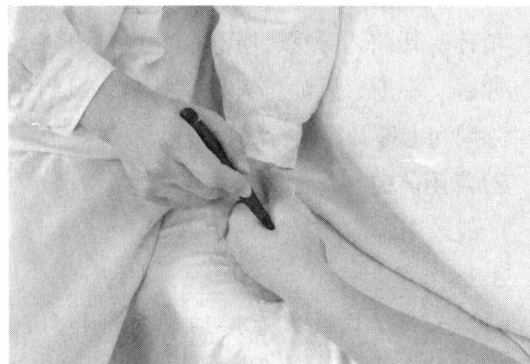

图 1-5-31　砭具点揉合谷

第三节　咽喉肿痛

咽喉肿痛多因风热、实热之邪侵袭咽喉引起，或体内肺胃长久积热，循经上扰所致。

一、刮痧调理

1. 取穴及部位

尺泽、合谷、少商、商阳穴及颈前部正中、颈前两侧、项部。

2. 常用体位

一般采用坐位。

3. 操作

（1）颈项部　先刮颈前部正中（图 1-5-33）、颈前两侧（图 1-5-34）、项部（图 1-5-35）10~20 次，刮至皮肤出现潮红、紫红色等痧痕，

或出现粟粒状、丘疹样斑点为度。

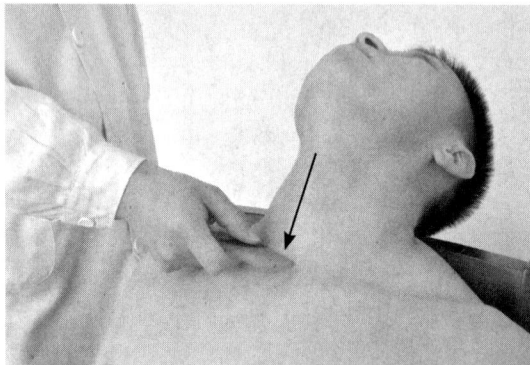

图 1-5-33　刮颈前部正中

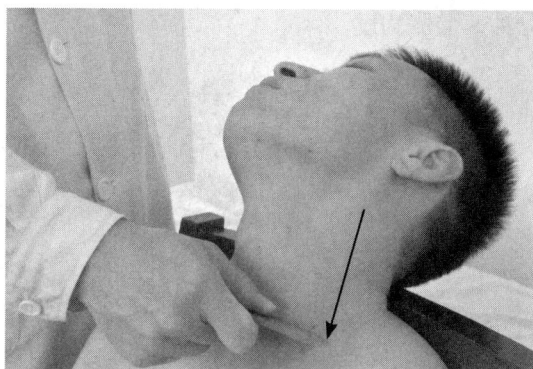

图 1-5-34　刮颈前两侧

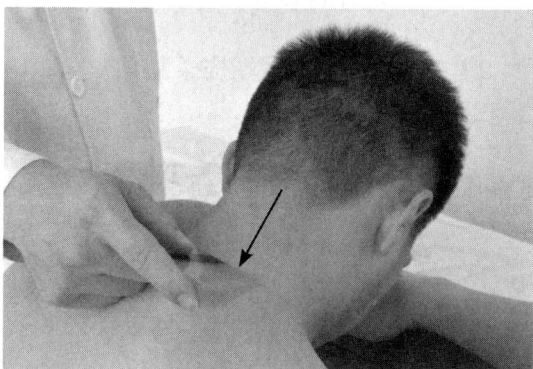

图 1-5-35　刮项部

（2）上肢部　刮前臂尺泽，然后刮手部合谷、少商、商阳 10~20 次（图 1-5-36），刮至皮肤出现潮红、紫红色等痧痕，或出现粟粒状、丘疹样斑点为度。

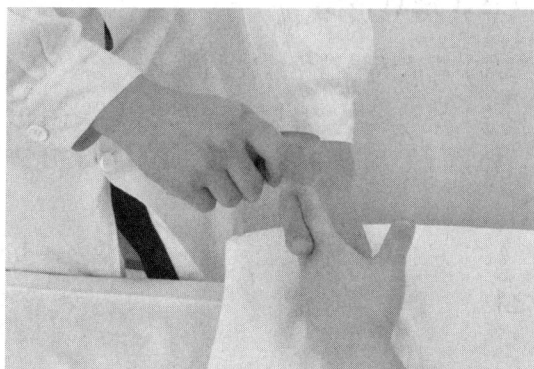

图 1-5-36　刮商阳

二、拔罐调理

1. 取穴及部位

大椎、肺俞、肝俞、少商、商阳穴。

2. 常用体位

一般采用卧位。

3. 操作

项背部　取大椎、肺俞、肝俞穴，选择合适大小的罐具，闪火法拔罐（图 1-5-37），留罐 10~15 分钟，然后将罐起下。

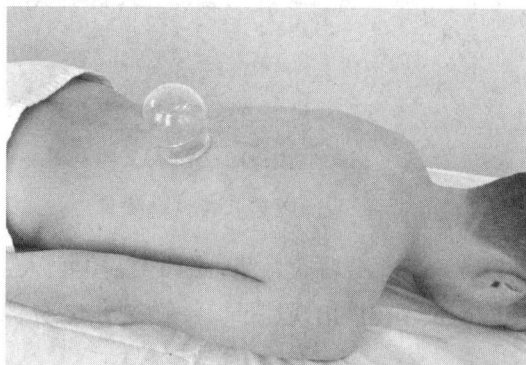

图 1-5-37　肝俞拔罐

三、艾灸调理

1. 取穴及部位

少商、尺泽、鱼际、大椎、肺俞、廉泉、人迎、水突穴。

2. 常用体位

一般采用坐位和卧位。

3. 操作

（1）上肢部　雀啄灸少商、尺泽、鱼际穴（图 1-5-38），灸至皮肤出现红晕，一般约灸 5~10 分钟。

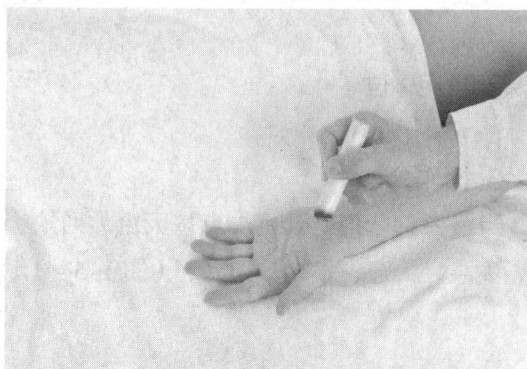

图 1-5-38　雀啄灸鱼际

（2）背部　回旋灸大椎、肺俞穴（图 1-5-39），灸至皮肤出现红晕，一般灸 5~10 分钟。

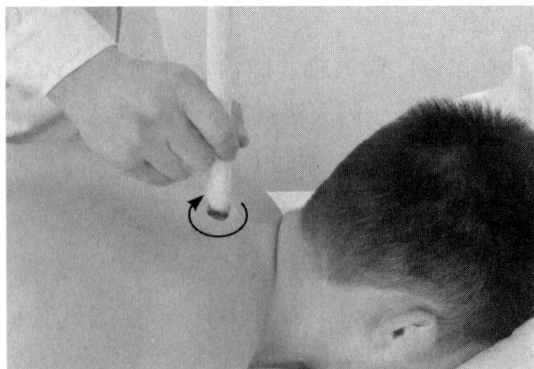

图 1-5-39　回旋灸大椎、肺俞

（3）颈部　雀啄灸廉泉（图 1-5-40）、人迎、水突穴，灸至皮肤出现红晕，一般灸 5~10 分钟。

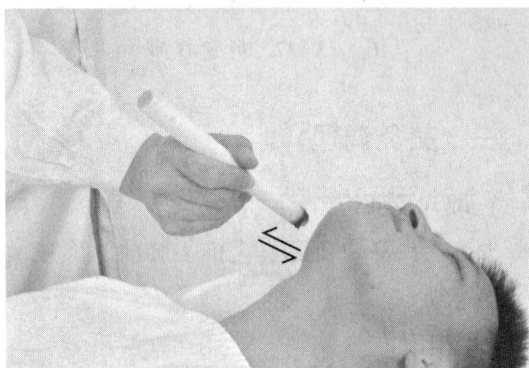

图 1-5-40　雀啄灸廉泉

四、砭术调理

1. 取穴及部位

天窗、列缺、合谷、廉泉、人迎、水突、天突、大椎穴。

2. 常用体位

一般采用坐位。

3. 操作

（1）颈部　用砭具尾端点按天窗、列缺、合谷、廉泉、人迎、水突、天突穴（图 1-5-41）各

2 分钟，酸胀为度。

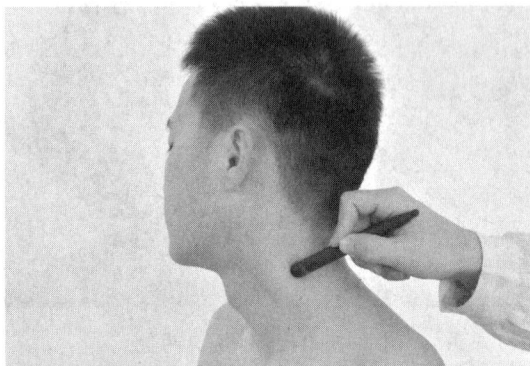

图 1-5-41　砭具尾端点按天窗

（2）项部　用砭具尾端按揉大椎穴（图 1-5-42）2 分钟，酸胀为度。

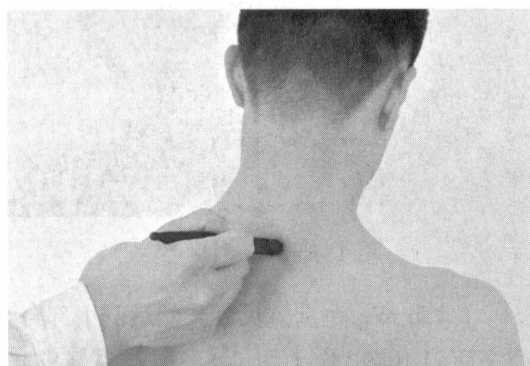

图 1-5-42　砭具尾端按揉大椎

五、注意事项

（1）以清淡易消化饮食为宜。

（2）辅助摄入一些清爽去火、柔嫩多汁的食品。如橘子、鸭梨、苹果等，或多喝水及清凉饮料。

（3）忌食烟、酒、姜、椒、芥、蒜及一切辛辣之物。

第六章　保健调理后的调理指导

第一节　运动调理

一、作用原理

（一）调整脏腑

脏腑是化生气血、通调经络、主持人体生命活动的主要器官。人体是一个有机的整体，脏腑生理功能之间的平衡协调，是维持人体生命活动的重要环节。中医运动保健功法具有调整脏腑功能的作用，调节阴阳，平衡脏腑，达到祛除疾病，益寿延年的目的。

（二）疏通经络

经络是人体内经脉和络脉的总称，是人体气血运行的通路，它内属脏腑，外连肢节，通达表里，贯穿上下，像网络一样分布全身，将人体的脏腑组织器官各部分联系成一个统一协调而稳定的有机整体。经气是脏腑生理功能的动力，经气的盛衰，直接反映了脏腑功能的强弱，中医运动保健功法通过疏通自身经络，可影响所连属的脏腑、组织、肢节的功能活动，以调节机体的生理、病理状况，达到百脉疏通，五脏安和，恢复人体正常生理功能的目的。

（三）行气活血

气血是构成人体和维持人体生命活动的基本物质，是脏腑、经络、组织器官进行生理活动的基础。气血调和能使阳气温煦，阴精滋养；气血失和则皮肉筋骨、五脏六腑均失去濡养，以致脏腑组织等人体正常的功能活动发生异常，而产生一系列的病理变化。中医运动保健功法通过调节气血可达到维持人体正常功能活动的目的。

（四）调整筋骨

中医学中所说的筋，是指与骨相连的肌筋组织，类似于现代解剖学的四肢和躯干部位的软组织，如肌肉、肌腱、筋膜、韧带、关节囊、腱鞘、滑液囊、椎间盘、关节软骨盘等软组织。中医运动保健功法是通过主动的自我调节，使经络通畅、气血条达，从而影响人体自身筋骨，使之强健。

二、运动调理方案

运动调理方案的制定，主要是根据宾客的工作、生活方式和特点，根据运动调理的基本作用原理，有针对性地进行方案设计，从而补虚泻实、动静结合、调整筋骨、调和脏腑气血，进而达到阴平阳秘、精神乃治的目的。

例如对于睡眠困难的宾客，根据脏腑辨证进行分析，如果属于脑力劳动较重、平素活动较少从而肝火较旺的人，则可以有针对性地推荐太极拳或一些技巧性相对较高、对体能要求较大一些的运动调理方案，这样可以疏调经络，清泻肝火，从而达到较好的调理效果；如果是平时体力活动并不少的、辨证属于气血不足的睡眠困难的宾客，则可以推荐八段锦或者一些轻柔舒缓的锻炼方式，如睡前缓慢散步半小时等，并配合合适的调理方案，可加强保健调理的效果。

三、常用中医传统运动功法

（一）太极拳

太极拳是中华传统体育养生文化宝库中的一颗璀璨明珠，有着悠久的历史和广泛的群众基础，她以其深厚的哲学底蕴和明显的健身效果而享誉于世。

1. 太极拳的运动形式和特点

（1）太极拳的运动形式　太极拳运动包括套路、功法、推手三种形式。①套路是由很多动作按固定程序衔接组成。各式太极拳套路很多，长短不等，练法和风格也有很大差异。②功法练习指各种基本功法独立动作的操练，如"太极桩功""太极养生功十三势"等。③推手是双人对抗性的操练或竞技比赛，以提高攻防技巧、对抗能力和反应能力为目的，包括单推手、双推手、定步推手、活步推手等多种方式。

（2）太极拳的运动特点　太极拳与其他武术项目相比，其独特之处在于它是一项心静体松，柔缓自然，连绵不断，动静结合，着重自我控制和意气诱导的武术项目。尽管太极拳存在各种流派，在力度、速度以及表现的含蓄程度上各有差异，但在基本特点上各式太极拳是一致的。太极拳的共同运动特点：①心静意导，呼吸自然。各式太极拳皆要求思想专一，心理安静，用意念引导动作。要做到先在心，后在身，以意导静，形意合一。打拳时呼吸要自然平稳，并与动作相配合。②中正安舒，松柔连贯。太极拳要求立身中正安稳，姿势松展圆满，身体肌肉、关节不可紧张僵硬。动作如行云流水，悠缓流畅，连绵不断。③动作圆活，周身协调。太极拳动作大多走弧形或螺旋形，转折圆润和顺，衔接自然。头、眼、手、脚、躯干要互相配合，整个身体要和谐地组成一个整体。④轻灵沉着，刚柔相济。太极拳动作"迈步如猫行，运劲似抽丝"，柔而不软，刚而不硬，富于韧性、弹性。即使发力动作，也要做到刚中有柔，充满弹性。

2. 太极拳的健身作用

大量的事实和科学实验充分证明，太极拳是一项对身心十分有益的体育活动。

（1）对神经系统的影响　打拳时思想高度入静，以意导体，使大脑皮层进入保护性抑制状态。通过太极锻炼可以消除大脑神经的紧张疲劳，清醒头脑，修复神经系统的平衡，增强免疫力。打太极拳"用意"，大脑不断发出良性信号，

人体气血及能量会聚于意守部位，加速人体新陈代谢。

（2）对心血管的影响　太极拳动作柔和协调，会促使血管弹性增高，血管神经稳定性增强，更能适应外界刺激。太极拳与剧烈运动不同，运动以后，舒张压会下降，长期坚持锻炼，有助于保持心血管系统健康。

（3）对呼吸系统的影响　太极拳常常伴随深长的腹式呼吸，做到"气沉丹田"，这样就加强了膈肌的运动，同时改善消化道的血液循环。

（4）对骨骼、肌肉的影响　太极拳要求立身端正，步法稳健，关节伸屈灵活，可增加血液循环，改善肌肉、关节、韧带、骨骼的生理功能。

3. 基本动作及要领

（1）起势　两脚开立，两臂前举，屈膝按掌。

（2）野马分鬃　收脚抱球，左转出步，弓步分手；后坐撇脚，跟步抱球，右转出步；弓步分手；后坐撇脚，跟步抱球，左转出步，弓步分手。

（3）白鹤亮翅　跟半步胸前抱球；后坐举臂；虚步分手。

（4）搂膝拗步　左转落手；右转收脚举臂；出步屈肘；弓步搂推；后坐撇脚，跟步举臂，出步屈肘，弓步搂推；后坐撇脚，跟步举臂，出步屈肘，弓步搂推。

（5）手挥琵琶　跟步展手，后坐挑掌，虚步合臂。

（6）倒卷肱　两手展开，提膝屈肘，撤步错手，后坐推掌。

（7）左、右揽雀尾　右转收脚抱球，左转出步，弓步掤臂，左转随臂展，后坐右转下捋，左转出步搭腕，弓步前挤，后坐分手屈肘收掌，弓步按掌；后坐扣脚、右转分手；回体重收脚抱球；右转出步，弓步掤臂，右转随臂展掌，后坐左转下捋，右转出步搭手，弓步前挤，后坐分手屈肘收拿，弓步推掌。

（8）单鞭　左转扣脚，右转收脚展臂，出步勾手，弓步推掌。

（9）云手　右转落手，左转云手，并步按掌，右转云手、出步按掌。

（10）单鞭　斜落步右转举臂，出步勾手，弓

步按掌。

（11）**高探马**　跟步后坐展手，虚步推掌。

（12）**右蹬脚**　收脚收手，左转出步，弓步划弧，合抱提膝，分手蹬脚。

（13）**双峰贯耳**　收脚落手，出步收手，弓步贯拳。

（14）**转身左蹬脚**　后坐扣脚，左转展手，回体重合抱提膝，分手蹬脚。

（15）**左、右下势独立**　收脚勾手，蹲身仆步，穿掌下势，撇脚弓腿，扣脚转身，提膝挑掌；落脚左转勾手，蹲身仆步，穿掌下势，撇脚弓腿，扣脚转身，提膝挑掌。

（16）**左、右穿梭**　落步落手，跟步抱球，右转出步，弓步推架。后坐落手，跟步抱球，左转出步，弓步推架。

（17）**海底针**　跟步落手，后坐提手，虚步插掌。

（18）**闪通臂**　收脚举臂，出步翻掌，弓步推架。

（19）**转身搬拦捶**　后坐扣脚右转摆掌，收脚握拳，垫步搬捶，跟步旋臂，出步裹拳拦掌，弓步打拳。

（20）**如封似闭**　穿臂翻掌，后坐收掌，弓步推掌。

（21）**十字手**　后坐扣脚，右转撇脚分手，移重心扣脚划弧。

（22）**收势**　收脚合抱，旋臂分手，下落收势。

（二）八段锦

八段锦是我国经典传统保健功法之一，其动作刚柔相济，以柔为主，呼吸匀细轻柔，意念自然，具有运行气血，疏通经络，调理脏腑，强壮筋骨的功效，是提高体力常练的功法之一。八段锦共八节，每节均冠以七字名称，便于记忆和练习。

1. 两手托天理三焦

（1）**预备**　双脚并拢，自然站立；肩臂松垂于体侧；头项正直，用意轻轻上顶，下颚为内收，眼向前平视；勿挺胸，勿驼背，腹部内收，勿前凸，腰部直立，宜放松。精神内守，神态安宁，

呼吸自然。其他各类的预备动作，均与此式相同。

（2）**交叉上举**　左脚向左平跨一步，与肩同宽；两手腹前交叉；眼看前方。

（3）**侧分前俯**　两手向体侧左右分开下落，成侧平举，掌心向上；之后，两膝伸直，上体前俯，两手翻掌向下，在膝部下方十指交叉互握。

（4）**直体翻掌**　上体抬起，两手沿身体中线上提至胸前，翻掌上托至头上方，两臂伸直上顶，提踵，抬头；眼视手背。

（5）**收式**　脚跟落地，两手侧分下落，左脚收回，并步直立。

2. 左右开弓似射雕

（1）**预备**　同第一式，松静站立，精神内守，呼吸自然。

（2）**马步平举**　左脚向左平跨一大步，屈膝下蹲，成马步；双手提至侧平举。

（3）**右盘合抱**　双臂屈肘交叉于胸前，右手在外，两掌心向里；同时重心左移，右脚屈膝提起，脚踝盘在左大腿上，右脚下落。

（4）**左推拉弓**　右手握拳，屈肘向右平拉；左手成八字状，拇指向上，掌心朝外，缓缓用力向左推出，高与肩平。

（5）**收式**　两手经体侧下落，左脚收回，并步直立。以上为左式动作，后接右式动作。右式与左式动作相同，唯左右相反。

3. 调理脾胃须单举

（1）**预备**　同第一式，松静站立，精神内守，呼吸自然。

（2）**开步上举**　左脚向左平开第一步，与肩同宽，两掌仰掌向上，十指相对，从体前上托，至胸平。

（3）**上举下按**　右手翻掌上举，至手臂伸直，指尖朝左；左手翻掌下按于体侧，至手臂伸直，指尖朝前。

（4）**收式**　两臂带动两掌于体侧划弧，至平举，然后下落，收回左脚，右式与左式动作相同，唯左右相反。

4. 五劳七伤向后瞧

（1）**预备**　同第一式，松静站立，精神内守，呼吸自然。

（2）开掌旋臂　左脚向左平开一步，与肩同宽。两手臂外旋，外展约30°，两掌旋开，掌心朝外。

（3）转头后瞧　随呼吸旋转颈项，向左转头，至目视后方。

（4）收式　随呼气转回头颈，两臂转回，下落于体侧，并步直立。以上为左式动作，下面为右式动作，右式与左式动作相同，唯左右相反。

5. 摇头摆尾去心火

（1）预备　同第一式，松静站立，精神内守，呼吸自然。

（2）马步下按　左脚向左平跨一大步，成马步；两手经体侧上举至头前交叉，下落按于膝上，虎口向里。

（3）左俯摇转　上体向右方前方探俯，最大幅度向左摇转，左脚蹬伸，重心右移，拧腰切胯；眼视右下方。

（4）右俯摇转　与左俯摇转相同，唯方向相反。

（5）马步环抱　上体直立，双手划弧胸前环抱，掌心向里，指尖相对。

（6）向左平绕　上体稍向右转，两臂随之摆动。上体向左向右环绕1周，两臂随之平绕1周，成马步胸前环抱姿势。

（7）向右平绕　与向左平绕相同，唯方向相反。

（8）收式　两手落于体侧，左脚收回，并步直立。

6. 双手攀足固肾腰

（1）预备　同第一式，松静站立，精神内守，呼吸自然。

（2）上举后仰　两臂体前上举至头顶，掌心向前。

（3）俯身攀足　上体前俯，两手指攀握脚尖，直膝。

（4）直立上行　上体直起，双手沿大腿内侧上行至腹前。

（5）按腰后仰　双手左右分开，沿带脉向后按于肾俞穴；上体后仰，抬头。

（6）收式　两手落于体侧，并步直立。

7. 攒拳怒目增气力

（1）预备　同第一式，松静站立，精神内守，呼吸自然。

（2）马步握拳　左脚向左平跨一步，屈膝下蹲，成马步，双手握拳于腰间。

（3）马步冲拳　左拳向前冲出，拳眼向上，两眼瞪视左拳，左拳收回。右拳向前冲出，拳眼向上，两点瞪视右拳，右拳收回。

（4）弓步叉拳　上体左转，成左弓步，同时，双拳体前交叉。

（5）上举平劈　双拳交叉上举至头上方，左右分开，向下劈拳，拳眼向上，高与肩平；眼视右拳。

（6）马步握拳　上体右转成马步；双拳收于腰间，拳心向上。

（7）弓步叉拳　同（4）式，唯方向相反。

（8）上举平劈　同（5）式，唯方向相反。

（9）马步合抱　上体左转，成马步；双臂屈肘交抱于胸前，拳心向内。

（10）伸肘崩拳　两臂伸肘，向两侧冲拳，眼平视。

（11）收式　两臂下落于体侧，左脚收回，并步直立。

8. 背后七颠百病消

（1）预备　同第一式，松静站立，精神内守，呼吸自然。

（2）提踵点地　两臂外展30°，向右转掌；上提足跟，至脚尖点地。

（3）上下抖动　脚跟不着地，身体上下抖动七次，再尽力接踵，头向上顶，随之脚跟轻轻着地，两手落于体侧。

（4）结束动作　两臂经体侧上举于头顶上方，配合呼吸；再经体前徐徐下按至腹前，配合呼吸。重复多次后，立正还原。

八段锦练习换舒适的衣服、鞋，练习中每段动作要求伸展、缓慢、柔和、肌肉放松，用力适度，精神安定，意念自然。练习后注意保暖。八段锦共八段，练习时间、强度可视每个人具体情况，选择其中一段或几段或整套锻炼，一般每天1~2次，每次练至微微出汗为宜。

第二节　起居调理

一、作用原理

（一）顺应自然

顺应四时阴阳变化和自然规律是人类生活起居不可违背的基本法则之一。所以生活起居调理，必须从顺应一年四时阴阳的变化规律入手，制定出不同的调理方法。中医学认为"天人相应"，人体与自然界息息相关。自然界的各种变化，都会影响人的生命活动。

（二）平衡阴阳

调理和保健身体，首要的是调理阴阳，使自身阴阳及机体与自然界的阴阳保持动态的平衡。生命活动是阴阳两个方面保持对立统一协调关系的结果。只有阴气平和，阳气秘固，即阴阳协调，人的生命活动才能正常。

（三）起居有常

起居有常是指作息和日常生活的各个方面要合乎自然界以及人体生理的正常规律和状态。只有生活规律，起居有常，才能保持良好的身体状态。

二、起居调理方案

起居调理方案的制定，从中医角度来说是让宾客的起居规律顺应天地之间四时阴阳更替的规律，从而达到平衡阴阳、保持健康的一种方法；从现代生理学角度来说，就是让宾客的起居规律符合人体独特的生物钟，通过对起居规律的调理，使之更加符合人体的生物钟节奏，从而保持健康的一种方法。

例如对于排便不畅的宾客，首先得养成有规律的起居习惯。每天保证早晨起床后，在7点到9点之间上厕所大便。刚开始调理时，晨起不管有没有便意，去一趟厕所，这样主观上逐渐形成一种规律，然后再配合艾灸、刮痧、拔罐、砭术调理，排便困难的情况就会得到改善。而对于睡眠困难的宾客，尤其要强调生活规律、早睡早起的重要性，否则调理效果不会明显，或者调理效果难以持久。

第三节　饮食调理

一、作用原理

中医学中"药食同源"的理论，是食物防治疾病的理论基础。"药食同源"系指食物与药物同一来源，具有同一的形、色、气、味、质等特征。饮食疗法利用食物自身的"四气""五味""归经"及"升降浮沉"等特性，对人体进行综合调整，以补益脏腑、泻实祛邪、调整阴阳，从而达到防治疾病、强身健体的目的。

二、饮食调理方案

饮食调理方案的制定，就是基于中医"药食同源"理论和中药"四气五味""升降浮沉"等理论，根据宾客体质特点，有针对性地进行饮食搭配，从而使宾客在享受美味的同时，达到有效的保健调理的目的。

例如对于体型偏肥胖的宾客，如果辨证属于痰湿体质，可以配合一些具有健脾祛湿作用的饮食，如红豆薏苡仁粥、炒面粉等，而对于辨证属气血亏虚的肥胖，我们则可以考虑配合山药薏苡仁粥、当归生姜羊肉汤等具有温补作用的饮食进行调理，从而达到事半功倍的效果。

第四节 情志调理

一、作用原理

整体观是中医心理学的基本观点，中医心理治疗的理论基础正是建立在形与神之间辩证统一关系的认识之上。形与神可相互联系，相互影响，在一定条件下，心理因素能改变生理活动。利用"神"（精神活动）对内脏功能、气机的影响，通过精神因素调动机体正气与疾病作斗争，从而达到扶正祛邪、主明（心神活动正常）下安（内脏安定）的目的，是中医心理治疗的基本原理。

二、情志调理方案

情志调理方案的制定，就是基于中医心理治疗的基本原理，利用脏腑与五行归属、五行生克制化规律，针对宾客的情志变化对健康的影响，有针对性地进行调理，从而达到对身体进行保健调理的目的。

例如对围绝经期综合征的宾客，往往情绪偏于焦虑、急躁甚至躁狂，对于辨证属于血虚肝旺的，我们可以通过滋水涵木、佐金平木进行调理。在进行常规的刮痧、拔罐或者砭术调理的时候，嘱咐宾客有目的地进行深吸气训练，同时进行换位思考：不管任何事情都有一个正常的过程，盲目超越容易把事情弄糟；同时通过认真反思引起自己焦虑、急躁甚至躁狂的一件具体事情的前因后果，以及可能潜在的心理暗示，找寻到引起自己焦虑、急躁甚至躁狂最根源的原因，然后坦然面对，那么我们的保健调理就可以达到事半功倍、标本通调的目的了。

第七章 培训指导相关知识

一、讲义编写的基础知识

（一）定义

讲义泛指供教学使用的讲稿，它是一种随时更新，可以随着教师的日常阅读和思考不断增加案例和文献引文的授课文案。讲义是教师根据教案内容展开的实施方案，是教案内容的重新分解、组织和发挥。

（二）编写要求

讲义格式可以不要求统一格式，一般包括情景导入、教学内容、小结、思考题或测试题、预习内容或参考资料等基本内容。保健调理师培训的讲义要根据《保健调理师国家职业标准》的规定要求，将相关的培训内容按照知识的系统有条理地进行组织、归纳、整理，结合本职业介绍一些前沿内容，语言要生动，能充分调动学员的注意力。编写的步骤如下：

1.明确培训对象的等级、职业功能、工作内容、技能要求及相关知识。

2.认真研究、理解培训内容，内容应注意突出重点和难点，深入浅出地进行阐述，合理地安排理论和技能的时间，确定培训的方法、时间、场地等。

3.根据培训的内容和要求，有逻辑地安排教学顺序，每个章节要保持相对独立性，准备所需教具、工具等相关资源。

4.可请相关专家对讲义进行修改，试用后根据实际情况作进一步完善。

二、培训教学的基本知识

（一）培训的技能要求

保健调理师二级／技师需要掌握一定的技能培训要求，能编写培训讲义，能对三级／高级工及以下级别人员进行技能培训，能对经营、培训业务进行管理。培训技能涵盖三级／高级保健调理师的培训内容，如培训的概念、培训的内涵，培训的形式，培训计划的制定。

（二）综合培训计划的制定

培训应有计划、有组织地进行，制定综合培训计划，根据保健调理师初、中、高级技能人员的培训目标和技能要求，不仅从专业的角度，还要从综合能力的角度（如组织能力、教学能力、书写能力等）出发，设置相应的培训内容，选择多样的教学方法。

培训形式可多样，从培训时间安排上可分为脱产、半脱产、不脱产培训和业余时间的培训；从培训内容上可分为专业技术培训、综合素质培训（语言、计算机等）；从培训组织形式上可分为内部培训、公开课程、研讨会、远程教学等形式。

三、培训教学的实施

理论知识考试时间为90分钟；技能操作考核时间：五级／初级技能、四级／中级技能、三级／高级技能不少于15分钟，二级／技师技能、一级／高级技师技能不少于20分钟。

四、常用的培训教学方法

教师在课堂教学过程中，通常用一种或几种教学方法，通过师生和谐的双边活动完成课堂教学任务。在三级／高级工的培训教学中介绍了语言、体态、时间分配、举例提问等讲授的技巧，同时介绍了小组教学、角色扮演、案例法、示教法、启发式、问题、练习等教学方法。本节再介绍几种教学方法。

1. 读书指导法

读书指导法是教师通过指导学生阅读教科书、参考书和课外读物以培养学生自学能力的一种方法。指导阅读时，一般要注意以下基本要求：指导学生根据不同的学习需要，采取不同的阅读方法。阅读方法一般有两种：一是泛读，即快速浏览的方法。为了迅速了解阅读材料的大概内容，或为了寻找某些材料，可采用这种方法。二是精读，即围绕一个中心系统而认真仔细地深入阅读的方法。精读可以对所学的内容深刻、全面地理解和领会，最终融会贯通。指导老师可给学生推荐保健调理师的相关书籍和资源，供学生阅读，更好地培养学生的自学能力。

2. 陶冶法

陶冶法是教师根据教学要求，有计划、有目的地使学生处于一种特定的活动情境中，利用其中的教育因素对学生施加积极影响的一种教学方法。它的主要特点是：寓教学内容于各种具体的、生动的、形象而有趣的活动中，让学生在不知不觉中受到教育。

3. 学导式教学法

学导式教学法是以自学为主并给予恰当指导，通过"自学—解疑—精讲—演练"的基本形式，培养学生自学能力，发展学生智能的一种教学方法。

学导式教学法注重"学法"指导，强调学生自学，使学生通过"学会"达到"会学"。在学导式教学中，"学"是主体和本位，"导"是辅佐和条件。教要服务于学，教师的主导作用体现在学生主体地位的充分发挥上，"导"是为了不"导"，使学生达到"会学"的境界。

4. 自学辅导法

自学辅导法是指通过指导学生自学获得知识、着眼于培养自学能力和自学习惯的一种教学方法。这种教学法的主要特点是：在教师的精心指导下，经过启（教师启发学生阅读和思考）、读（学生阅读资料）、练（学生根据资料指导做练习）、知（学生核对答案，知道练习的结果）几个阶段，运用自学、自练、自批作业的方法，使学生在获得知识的过程中，充分发展自学能力，养

成良好的自学习惯。

5. 六步教学法

六步教学法是教师通过六个环节来完成一个完整的教学过程的一种教学方法。其六个基本环节是：①目标诱因。即教师根据一定的教学要求对学生提出具体的自学目标，并注意激发学生学习的兴趣。②自学教材。即学生根据教师指定的自学目标自学教材。期间教师要加强个别指导，启发学生主动质疑，并且收集学生普遍存在的疑难问题。③讨论解疑。即教师将收集到的学生自学中的疑难问题提出来，让全班学生共同讨论答疑，教师给予适当点拨。④精讲重点。即教师在学生自学、讨论的基础上适当讲解教学内容中的重点和难点以及学生讨论中尚未解决的疑难问题。这是六步教学法的关键一环，教师要遵循启发性原则，注重引导学生积极思考、融会贯通所学的知识。⑤巩固复习。即教师在课内组织学生进行练习，及时复习巩固所学知识，并学会灵活运用所学知识。⑥效果反馈。即教师根据教学要求及布置给学生的自学目标进行简短的考查，并作出评价，然后再根据考查结果进一步调整教和学。

6. 发现法

发现法又称探索法、研究法，是指学生学习概念和原理时，教师只是给他们一些事例和问题，让学生自己通过阅读、观察、实验、思考、讨论等途径去独立探究，自行发现并掌握相应的原理和结论的一种方法。发现法的基本过程是：①创设问题情境，向学生提出要解决或研究的课题。②学生利用有关材料，对提出的问题作出各种可能的假设和答案。③从理论上或实践上验证假设，学生如有不同观点可以展开争论。④对结论作出补充、修改和总结。

五、基础性管理知识

（一）教学的组织管理

保健调理师培训中，教学计划的制订、教师队伍的选择、教学环节的把握、教学评估体系的建立、教学的后勤保障等，对培训质量都起着非

常重要的作用，而科学合理地完成这一工作，就是教学组织管理的工作核心。需注意以下问题。

1. 合理组织

根据培训计划安排具体的组织者、教师、设备、场地、时间等。

2. 精选教师

不是所有具备教学资质的人都适合参加保健调理师的培训，它不仅要求教师有扎实的教学基本功，还要能准确把握这个职业的特点和培训要求，在规定的时间内完成组织培训部门的教学内容。管理者应提前一定时间向教师交代此次的培训意图、内容、要求、条件、时间等，并附以相关资料（如课程表、教材等），作为教师备课之用。

3. 教学检查

管理者应不定时地随堂听课，掌握课堂效果和授课节奏。在每次课后都应注意从多个方面用各种方法收集学生对组织者和教师的意见或建议，以备改进。授课任务结束时，管理者不仅要对学生进行知识、技能或其他方面能力的测验考核，还应对组织者和教师进行评价，如采用无记名的问卷形式收集意见等。

（二）开办培训班的组织管理

1. 办班通知

提前通知学生相关事宜（如参与对象、培训目标、时间安排、授课地点、培训形式、主讲教师、授课内容、相关要求等）。

2. 资料准备

报名登记表、课程安排表、作息时间表、教材或讲义。

3. 落实授课教师

交代授课的时间、地点、行车路线、学生基本情况，以及教师的一些特殊授课要求等。

4. 场地设备

准备场地包括对教室的场地及教辅设备的安装和检测，如桌椅、灯光、黑板、粉笔、计算机、投影仪、扩音器等。

5. 确定管理人员

主要负责组织和管理好各个教学环节。

6. 落实预算经费

落实预算经费，以保证培训工作的顺利进行。

六、业务指导的基础知识

保健调理师的实际工作涉及中医学、健康管理、心理学、运动学、康复理疗等多方面的学科，为了更好地赢得宾客的信任，应该主动提升自己的职业技能，主要有如下一些途径。

（一）查询网站

查阅相关学习网站如中华中医学会、医学院校的网站、世界卫生组织中文网、各种中文期刊库、中国大学MOOC（慕课）、国家精品课程在线学习平台等。尽量避免从非专业网站获取没有根据的所谓"医学知识"。

（二）专业书籍

建议自备一套中医专科或者本科的教材以及康复理疗、健康管理师、保健按摩师、公共营养师的技能教材，作为参考书籍，工作上遇到问题，可以随时查阅正确的专业知识，在工作中不断提高理论水平。

（三）积极参加各种相关的学术会议和学习班

通过学术活动了解本领域的学术进展，不断提升技能水平。也可以参加专业的学习班，比如各个三甲医院的中医专业科室，每年都有相应的学习班，各类技能培训机构也有类似的技能提升学习班。选择培训时除了了解培训价格，还应该了解师资水平，尤其是授课师资是否是专业人员，培训单位是否有培训的资质，比如是否三甲医院或者附属医院举办的培训。如果选择培训机构，要查询该机构是否是当地人社局登记注册的培训机构，防止上当受骗。

（四）定期进修学习

定期进修学习，是理论和技能提高的有效途径，可以因时、因地选择专科医院、诊所，通过进修提高专业知识。

（五）学历教育

成人学历教育是系统学习中医知识的有效途径，除了可以学习专业知识，也可以提高文化素养，对今后终生从事本职业打下良好的基础。可以选择保健调理专业，也可以选择相关专业，如针灸推拿专业、中医康复专业、健康管理专业等，可以参加国家开放大学的业余学历提升，教育部推行的专项学历提升行动，还可以选择自考考试。这些学习的共同特点都是可以通过业余时间完成学习。

（六）其他

职业技能培训是国民教育体系和人力资源开发的重要组成部分，承载着培养多样化人才、传承技术技能、促进就业创业的重要职责。2017年国务院颁发了《关于推行终身职业技能培训制度的意见》，进一步明确了职业技能培训是全面提升劳动者就业创业能力、缓解技能人才短缺的结构性矛盾、提高就业质量的根本举措，是适应经济高质量发展、培育经济发展新动能、推进供给侧结构性改革的内在要求。推行终身职业技能培训制度，对推动大众创业万众创新、推进制造强国建设、提高全要素生产率、推动经济迈上中高端具有重要意义。成人继续教育的方式也越来越灵活，2019年国务院提出的三年技能提升行动方案，也提出了新型学徒制、适岗培训（岗前、岗中、转岗）等免费培训政策。

第一章　中医治未病基础知识

中医学历来重视预防，早在《内经》就提出"治未病"的预防思想。《素问·四气调神大论》指出："圣人不治已病治未病，不治已乱治未乱……夫病已成而后药之，乱已成而后治之，譬犹渴而穿井，斗而铸锥，不亦晚乎。"这为后世医家对中医预防理论的研究奠定了基础。其后，《难经》《金匮要略》等医籍对中医"治未病"思想多有阐发。唐·孙思邈对《内经》的"治未病"理论进行深化，如《备急千金要方·论诊候》提出："古人善为医者，上医医未病之病，中医医欲病之病，下医医已病之病。"将疾病分为未病、欲病、已病三类，这是中医学最早的三级预防概念，与现代预防医学的三级预防思想非常相合。治未病，是中医学的预防思想，包括未病先防、既病防变和愈后防复三个方面。

一、未病先防

未病先防，指在疾病未发生之前，采取各种预防措施，增强机体的正气，消除有害因素的侵袭，以防止疾病的发生。这是中医预防疾病，防重于治思想的突出体现。疾病的发生，主要关系到邪正盛衰。正气不足是疾病发生的主导因素，邪气是发病的重要条件。因此，未病先防，必须从增强人体正气和防止病邪侵害两方面入手。

（一）扶助机体正气

1. 顺应自然

自然界四时气候和昼夜晨昏等变化，必然影响人体，使之发生相应的生理和病理反应。只有顺应自然变化而摄生，才能保障健康，避免邪气侵害，减少疾病发生。据此《素问·上古天真论》提出"法于阴阳""和于术数"的顺时养生原则。

法，即效法、顺应；阴阳，指自然界变化规律；和，为调和，协调；术数，即修身养性之术。人们应顺应季节、气候的变化规律，能动地调节衣食起居，采取修身养性的方法，从而摄生防病。

2. 调畅情志

人的精神情志活动与机体的生理、病因有着密切关系。突然、强烈或持续的精神刺激，可以直接伤及脏腑，引起气机紊乱，气血阴阳失调而发病，如怒伤肝而气上，喜伤心而气缓，悲伤肺而气消，思伤脾而气结，恐伤肾而气下等；还可使正气内虚，抗病能力下降，容易感受病邪而诱发疾病。在疾病过程中，情志失调，又可致病情恶化。因此《内经》重视精神调养，要求做到"恬淡虚无"。恬，安静；淡，平淡；虚，即虚怀若谷，虚己以待物；无，是没有过分的私欲妄想。胸怀开朗乐观，心情舒畅，精神愉快，则人体气机调畅，气血和平，正气旺盛，对于预防疾病发生和发展，促进病情好转，具有重要意义。

3. 饮食有节

饮食要有节制，养成良好的饮食习惯，提倡定时定量，不可过饥过饱，以免损伤胃肠功能。注意不可过食肥甘厚味，否则易于化生内热，甚至引起痈疽疮毒等。克服饮食偏嗜，保持食性的寒温适中，不可过食辛温燥热、生冷寒凉。并注意饮食种类搭配，平衡膳食结构，提倡全面合理营养的食养思想。此外，要注意饮食卫生，防止"病从口入"。

4. 起居有常

起居有常是指生活起居要有一定的规律。中医学重视起居作息的规律性，要求人们要顺应四时和昼夜的变化，安排适宜的作息时间，以达到增进健康和预防疾病的目的。还要注意劳逸适度，弛张结合。人需要一定的体力劳动，使气血流畅，促进身体健康。若劳逸失度则有损健康，过劳则耗伤气血，过逸又可致气血阻滞，均可引起疾病的发生。《素问·上古天真论》曰："饮食有节，起居有常，不妄作劳，故能形与神俱，而尽终其天年，度百岁乃去。"

5.锻炼身体

"生命在于运动。"经常锻炼身体，可使人体气机调畅，血脉流通，关节活利，筋骨肌肉壮实，体魄强健，从而增强体质，提高抗病力，减少疾病的发生，促进健康长寿，而且对某些慢性病也有一定的治疗作用。锻炼身体的要点有三：一是运动量要适度，要因人而异，做到"形劳而不倦"；二是要循序渐进，运动量由小到大；三是要持之以恒。

（二）防止病邪侵害

1.避其邪气

邪气是导致疾病发生的重要条件，有时甚至可变为主要因素，如各种冻伤、烧烫伤、电击伤、化学伤、虫兽伤、交通伤害等，故未病先防除调养身体，培养正气，提高抗病能力之外，还要特别注意避免病邪的侵害。《素问·上古天真论》说："虚邪贼风，避之有时。"即适时躲避外邪的侵害，包括以下四个方面：一是顺应四时，防止四时不正之气的侵害，如春季防风邪，夏日防暑邪，秋天防燥邪，冬天防寒邪等；二是避疫毒，预防疠气之染易；三是日常生活和工作中要用心防范，防止外伤和虫兽伤害；四是讲究卫生，防止环境、水源和食物的污染等。

2.药物预防

事先使用某些药物，提高机体的抗邪能力，有效地防止病邪的侵袭，从而预防疾病，也是防病于未然的一项重要措施。这一方法，尤其在预防疫病流行方面更具有重要意义。我国16世纪就发明了人痘接种术预防天花，开创了人工免疫之先河，为后世预防接种的发展做出了极大的贡献。近年来，在中医预防理论的指导下，用中草药预防疾病也取得了良好的效果。如用板蓝根、大青叶预防流感、腮腺炎，用马齿苋预防细菌性

痢疾，用茵陈、贯众预防肝炎等，都是用之有效、简便易行的方法。在SARS、甲型H1N1流感、新型冠状病毒等疫病的预防上，中药发挥了重要的作用。

二、既病防变

既病防变，指在疾病发生之后，早期诊断，早期治疗，见微知著，防微杜渐，以防止疾病的发展和传变。

（一）早期诊治

在疾病发展过程中，由于邪正斗争和消长，多会出现病情由浅入深，由轻到重，由较单纯到复杂的发展变化。外感病初期，邪未深入，脏腑气血未伤，正气未衰，病情轻浅，治之较易，故诊治越早，疗效越好。对于内伤杂病，包括许多重病难病，也是越早诊治效果越好，否则容易延误病情，甚至丧失治疗良机，酿成大患。如《素问·阴阳应象大论》说："故邪风之至，疾如风雨，故善治者治皮毛，其次治肌肤，其次治筋脉，其次治六腑，其次治五脏。治五脏者，半死半生也。"另外，某些疾病处于亚临床阶段，常有一些细微征兆，医者必须善于发现疾病苗头，做到早期正确诊断，进行及时有效和彻底的治疗。《医学心悟·医中百误歌》谓："见微知著，弥患于未萌，是为上工。"

（二）防止传变

防止传变，指认识和掌握疾病发生发展规律及其传变途径，早期诊断，并采取及时有效的防治措施，从而制止疾病的发展或恶化。掌握不同疾病的发生、发展变化过程及其传变的规律，才能在早期诊治过程中，既着眼于当前亚健康状况，又能前瞻性地采取措施避免传变。防止传变主要包括阻截病传途径与先安未受邪之地两个方面。

1.阻截病传途径

各种疾病的传变有一定的规律和途径。如外感热病的六经传变，卫气营血传变，三焦传变；内伤杂病的五脏之间母子相及与相乘相侮传

变、表里传变、经络传变等。根据疾病各自的传变规律，及时采取适当的防治措施，截断其传变途径，是阻断病情发展或恶化的有效方法。如麻疹初起，疹毒未透，易内传于脏腑，转为重证。应及时采取宣透之药发表透疹，促使邪毒随汗由表而泄，以防其内犯脏腑。若疹毒已侵及肺，则应肃清肺热，透其疹毒，以阻止其传入心包或中焦。

2. 先安未受邪之地

由于人体"五脏相通，移皆有次，五脏有病，则各传其所胜"（《素问·玉机真脏论》），因此在临床诊治疾病时，不但要对病位之所进行诊治，而且应该根据疾病发展传变规律，对尚未受邪但可能被传及之处，事先给予调养、充实以安抚，则可以阻止病变传至该处，达到防止其传变，终断其发展的目的。这种根据疾病传变规律，实施预见性治疗，以控制其传变的防治原则，清代医家叶天士称之为"务必先安未受邪之地"。

在具体运用中，可根据五行的生克乘侮规律、五脏的整体规律、经络相传规律等，采取相应措施进行防治。如《金匮要略·脏腑经络先后病脉证》说："见肝之病，知肝传脾，当先实脾。"主张在治疗肝病的同时，常配以调理脾胃的药物，使脾气旺盛而不受邪，以防肝病传脾。又如在温热病发展过程中，由于热邪伤阴，胃阴受损，病势进一步发展，则易耗及肾阴，据此清代医家叶天士主张在甘寒以养胃阴的方药中，加入咸寒滋养肾阴的药物，从而防止肾阴的耗损，都是既病防变法则具体应用的范例。

三、愈后防复

愈后防复，指在疾病初愈、缓解或痊愈时，要注意从整体上调理阴阳，维持并巩固阴阳平衡的状态，预防疾病复发及病情反复。《素问·至真要大论》指出："谨察阴阳所在而调之，以平为期。"中医学认为，疾病就是人体在邪正斗争作用下出现的阴阳失衡状态，而治疗目的就是调整阴阳的偏盛偏衰，通过扶弱抑强、补虚泻实、温寒清热、升降沉浮来调理气血、疏通经络、调和脏腑、固护正气，以达到阴阳平衡。

宾客初愈后，阴阳刚刚达到新的平衡，一般而言，大多仍有邪气留恋之势，机体处于不稳定状态，生理功能尚未完全恢复，这就要求在病愈或病情稳定之后，针对宾客的具体情况，采取综合措施扶助正气，消除宿根，避免诱因，促使其脏腑经络功能尽快恢复正常，以达到邪尽病愈、防止复发之目的。如《素问·热论》在论述热病的护理与饮食禁忌时指出："病热少愈，食肉则复，多食则遗，此其禁也。"热病初愈，但还有余热未尽，蕴藏在内，脾胃虚弱，胃气未复的状况，若食肉或多食，则会伤及脾胃，助长热邪而复发疾病，当此之时，一定要注意饮食调护和禁忌，以促进疾病痊愈，健康恢复。

第二章 中医脏腑、经络、气血津液辨证基本知识

第一节 脏腑辨证

脏腑辨证是中医辨证方法中的一个重要组成部分，它是以脏腑学说为基础，运用四诊的方法，结合脏腑的病理反映，来分析各种病证，用以指导临床调治的一种辨证方法。

一、五脏辨证

（一）心病辨证

心病主要证候有心气虚与心阳虚、心血虚与心阴虚、心血瘀阻与心火亢盛证。

1. 心气虚证与心阳虚证

心阳虚与心气虚的共有症状是：心悸，气短，自汗，活动或劳累后加重。心气虚证的临床表现除上述共有症状外，兼见面色㿠白，体倦乏力，舌质淡，舌体胖嫩，苔白，脉虚。心阳虚证的临床表现除上述共有症状外，兼见形寒肢冷，心胸憋闷，面色苍白，舌淡或紫暗，脉细弱或结代。如出现心阳虚脱，除有心阳虚的症状外，兼见大汗淋漓，四肢厥冷，口唇青紫，呼吸微弱，脉微欲绝。

心气虚与心阳虚，往往由于年老脏气日衰，或由于其他疾病的转变，或者由于汗、下太过以及各种损伤气血的原因而形成。心气虚证，以心脏及全身功能活动衰弱为辨证要点，心阳虚证，以在心气虚证的基础上出现虚寒症状为辨证要点。

2. 心血虚证与心阴虚证

心血虚与心阴虚的共同症状是：心悸，心烦，易惊，失眠，健忘。心血虚证的临床表现除上述症状外，兼见眩晕，面色不华，唇舌色淡，脉细弱。心阴虚的表现除上述症状外，兼见低热，盗汗，五心烦热，口干，舌红少津，脉细数。心阴虚证临床表现除上述症状外，兼见低热，盗汗，五心烦热，舌红，脉数。

心血虚与心阴虚，或由于血的生化之源不足，或续发于失血之后，如产后失血过多、崩漏、外伤出血等，亦可由过度劳神，致营血亏虚，阴精暗耗所引起。心血虚证以心的常见表现与血虚证共见为辨证要点。心阴虚证以心的常见表现与阴虚证共见为辨证要点。

3. 心血瘀阻证、心火亢盛证

心血瘀阻证的表现多见心悸，心前区刺痛或闷痛，并常引臂内侧疼痛，尤以左臂痛厥为多见，一般痛势较剧，时作时止，重者并有面、唇、指甲青紫，四肢逆冷，舌质暗红，或见紫色斑点，苔少，脉微细或涩。心血瘀阻证一般以胸部憋闷疼痛，痛引肩背内臂，时发时止为辨证要点。

心火亢盛的表现多见心中烦热，急躁失眠，口舌糜烂疼痛，口渴，舌红，脉数，甚则发生吐血、衄血。心火亢盛证以心及舌、脉等有关组织出现实火内炽的表现为辨证要点。

（二）肺病辨证

肺病主要证候有肺气虚与肺阴虚、风寒犯肺与风热犯肺、燥邪犯肺与痰浊阻肺证。

1. 肺气虚证

肺气虚的表现常见咳喘无力，气短懒言，声音低微，或语言断续无力，稍一用力则气呼而喘，周身乏力，自汗出，面色㿠白，舌质淡嫩，脉虚弱等。一般以咳喘无力，气少不足以息和全身功能活动减弱为辨证要点。

2. 肺阴虚证

肺阴虚证的表现常见咳嗽较重，干咳无痰，或痰少而黏，并有咽喉干痒，或声音嘶哑，身体消瘦，舌红少津，脉细无力。阴虚火旺还可见咳痰带血，干渴思饮，午后发热，盗汗，两颧发红，舌质红，脉细数；以肺病常见症状伴见阴虚内热为辨证要点。

3. 风寒犯肺证

风寒犯肺的表现常见咳嗽或气喘，咯痰稀薄，色白而多泡沫，口不渴，常伴有鼻流清涕，或发热恶寒、头痛身酸楚等症状。舌苔薄白，脉浮或弦紧。一般以咳嗽兼见风寒表证为辨证要点。

4. 风热犯肺证

风热犯肺的表现常见咳嗽，咯黄稠痰，不易咳出，甚则咳吐脓血臭痰，一般还伴咽喉疼痛、鼻流浊涕、口干欲饮等症。舌尖红，脉浮数。病重者可见气喘鼻煽，烦躁不安。一般以咳嗽与风热表证共见为辨证要点。

5. 燥热犯肺证

燥热犯肺的表现常见干咳无痰，或痰少而黏，缠喉难出，鼻燥咽干，舌尖红。苔薄白少津，脉浮细而数。并常伴有胸痛，或发热头痛、身酸楚等症状。一般以肺系症状伴见干燥少津为辨证要点。

6. 痰浊阻肺证

痰浊阻肺的表现常见咳嗽，痰量多，色白而黏，容易咯出，或见气喘、胸满、呕恶等症。舌苔白腻，脉象多滑。一般以咳嗽，痰多质黏、色白易咯为辨证要点。

（三）脾病辨证

脾病的主要证候有脾气虚与脾阳虚、寒湿困脾与脾胃湿热证。

1. 脾气虚证

（1）脾不健运　常见食纳减少，食后作胀，或肢体浮肿，小便不利，或大便溏泻，时息时发。并伴有身倦无力，气短懒言，面色萎黄。舌质淡嫩，苔白，脉缓弱的表现。以运化功能减退和气虚证共见为辨证要点。

（2）脾虚下陷　常见子宫脱垂，脱肛，胃下垂，慢性腹泻，并见食纳减少，食后作胀，少腹下坠，体倦少气，气短懒言，面色萎黄，舌淡苔白。脾虚的表现一般以脾气虚和内脏下垂为辨证要点。

（3）脾不统血　常见面色苍白或萎黄，饮食减少，倦怠无力，气短，肌衄，便血以及妇女月经过多，或崩漏。舌质淡，脉细弱。一般以在脾气虚的基础上兼见出血为辨证要点。

2. 脾阳虚证

脾阳虚的表现常见在脾不健运症状的基础上，同时出现腹中冷痛，腹满时减、得温则舒，口泛清水，四肢不温，气怯形寒。妇女则见白带清稀，小腹下坠，腰酸沉等症。脉沉迟而舌淡苔白。一般以在脾运失健的基础上伴有寒象为辨证要点。

3. 寒湿困脾证、脾胃湿热证

（1）寒湿困脾　常见脘腹胀满，头身困重，食纳减少，泛恶欲吐，口不渴，便溏稀薄，小便不利，妇女带下。舌苔白腻或厚，脉迟缓而濡。一般以脾的运化功能发生障碍为基础，同时又有寒湿中遏的表现为辨证要点。

（2）脾胃湿热　常见面目皮肤发黄，鲜明如橘色，脘腹胀满，不思饮食，厌恶油腻，恶心呕吐，体倦身重，发热，口苦，尿少而黄。舌苔黄腻，脉濡数。一般以脾的运化功能障碍和湿热内阻的症状为辨证要点。

（四）肝病辨证

肝病主要证候有肝气郁结、肝火上炎、肝阳上亢、肝风内动、肝阴虚、肝血虚、肝胆湿热、寒滞肝脉证。

1. 肝气郁结证

肝气郁结证常见胁肋胀痛，胸闷不舒，善太息，神情沉默，不欲饮食。或见口苦善呕，头目眩晕。脉弦，舌苔白滑。在妇女则有月经不调，痛经或经前乳房作胀等症。一般以情志抑郁，肝经所过部位发生胀闷疼痛，在妇女则有月经不调等作为辨证要点。

2. 肝火上炎证

肝火上炎证常见头痛眩晕，耳聋耳鸣，面

红目赤，口苦，尿黄。甚则咳血，吐血，衄血。舌红苔黄，脉弦数。一般以肝脉循行所过的头、目、耳、胁部位出现实火炽盛症状作为辨证要点。

3.肝阴虚证

肝阴虚证临床表现常见眩晕耳鸣，胁痛目涩，面部烘热，五心烦热，潮热盗汗，口咽干燥，手足蠕动。舌红少津，脉弦细数。一般以肝病症状和阴虚证共见为辨证要点。

4.肝阳上亢证

肝阳上亢证表现常见头痛、头胀、眩晕，时轻时重，耳鸣耳聋，口燥咽干，两目干涩，失眠健忘，肢麻震颤。舌红少津，脉多弦而有力。一般以肝阳亢于上，肾阴亏于下的证候表现作为辨证要点。

5.肝血虚证

肝血虚证表现常见眩晕耳鸣，面白无华，爪甲不荣，夜寐多梦，视力减退或雀目。或见肢体麻木，关节拘急不利，手足震颤，肌肉跳动，妇女常见月经量少、色淡，甚则经闭。舌淡苔白，脉弦细。一般以筋脉、爪甲、两目、肌肤等失去血的濡养以及全身血虚的表现为辨证要点。

6.肝风内动证

（1）肝阳化风　表现常见头部抽引作痛，头晕眼花，肢麻或震颤，舌体抖动，舌红脉弦。甚则猝然昏倒，舌强，语言不利，或半身不遂。一般根据宾客平素具有肝阳上亢的现象结合突然出现肝风内动的症状为辨证要点。

（2）热极生风　表现常见高热，肢体抽搐，项强，两眼上翻，甚则角弓反张、神志昏迷，舌红脉弦数。多以高热与肝风共见为辨证要点。

（3）血虚生风　表现常见头目眩晕，视物模糊，面色萎黄，经常手臂发麻，或突然手足抽搐，牙关发紧。脉弦细，舌淡少苔。血虚筋脉失养所表现的动风，一般以筋脉、爪甲、两目、肌肤等失去血的濡养的症状，以及全身血虚为辨证要点。

7.肝胆湿热证

肝胆湿热证常见胁肋满闷疼痛，黄疸，小便短赤，或小便黄而浑浊。或带下色黄腥臭，外阴瘙痒，或睾丸肿痛，红肿灼热。舌苔黄腻，脉弦数。一般以右胁肋部胀痛，纳呆，尿黄，舌红苔黄腻为辨证要点。

8.寒滞肝脉证

寒滞肝脉的表现常见少腹胀痛，牵引睾丸，或睾丸胀大下坠，或阴囊冷缩。舌润苔白，脉多沉弦。一般以少腹牵引阴部坠胀冷痛为辨证要点。

（五）肾病辨证

肾病的主要证候有肾阳虚、肾阴虚、肾精不足、肾气不固、肾不纳气。

1.肾阳虚证

肾阳虚衰的表现常见形寒肢冷，精神不振，腰膝酸软，或阳痿不举。舌淡苔白，脉沉迟或两尺无力。一般以全身功能低下伴见寒象为辨证要点。

2.肾阴虚证

肾阴虚的表现常见头晕目眩，耳鸣耳聋，牙齿松动，失眠遗精，口咽发干，五心烦热，盗汗，腰膝酸痛。舌红，脉细数。一般以肾病的主要症状和阴虚内热症状并见为辨证要点。

3.肾精不足证

肾精不足证的表现常见男子精少不育，女子经闭不孕，性功能减退。小儿可见发育迟缓，身材矮小，智力和动作迟钝，囟门迟闭，骨骼痿软。成人可见早衰，发脱齿摇，耳鸣耳聋，健忘恍惚，动作迟缓，足痿无力，精神呆钝等。一般以小儿生长发育迟缓，成人早衰，生殖功能减退为辨证要点。

4.肾气不固证、肾不纳气证

（1）肾气不固的表现常见滑精早泄，尿后余沥，小便频数而清，甚则不禁，腰脊酸软，面色淡白，听力减退。舌淡苔白，脉细弱。一般以肾气膀胱不能固摄的症状为辨证要点。

（2）肾不纳气的表现常见气虚喘促，呼多吸少，动则喘甚，汗出，四肢不温，恶风寒，面部虚浮。脉虚浮，舌质淡。一般以久病咳喘，呼多吸少，气不得续，动则加重为主，伴见肺肾气虚表现为辨证要点。

二、六腑辨证

六腑病变的主要证候有胃寒、胃热（火）、食滞胃脘、胃阴虚、大肠湿热、大肠津亏、膀胱湿热证。

1.胃寒证

胃寒的表现常见胃脘疼痛，轻则绵绵不已，重则拘急剧痛，阵阵发作，遇寒则重，得热则缓，呕吐清水。舌苔白滑，脉沉迟或沉弦。一般以胃脘疼痛和寒象同见为辨证要点。

2.胃热（火）证

胃热的表现常见胃脘灼热而疼痛，烦渴多饮或渴欲冷饮，消谷善饥，牙龈肿痛，口臭，泛酸嘈杂。舌红苔黄，脉滑数。一般以胃病常见表现和热象共见为辨证要点。

3.食滞胃脘证

食滞胃脘的表现常见脘腹胀满，呕吐酸腐，嗳气反酸，或矢气酸臭，不思饮食，大便泄泻或秘结。舌苔厚腻，脉滑。一般以胃脘胀闷疼痛，嗳腐吞酸为辨证要点。

4.胃阴虚证

胃阴虚的表现常见口咽发干，多以睡后明显，不思饮食，或知饥不食，并有心烦，低热，大便不调，干呕作呃。舌红少苔或无苔，脉细数。一般以胃病常见表现伴见阴虚为辨证要点。

5.大肠湿热证

大肠湿热的表现常见腹痛下利，里急后重，或便脓血，肛门灼热，小便短赤。舌苔黄腻，脉多弦滑而数。一般以腹痛，排便次数增多，或下痢脓血，或下黄色稀水为辨证要点。

6.大肠津亏证

大肠津亏的表现常见大便秘结干燥，难于排出，往往数日一次，可兼见头晕、口臭等表现。脉涩或细，舌红少津或可见黄燥苔。一般以大便干燥难以排出为辨证要点。由于肺与大肠相表里，大肠燥结可影响肺气的肃降，而发生喘咳，肺气上逆，咳嗽或气喘，亦可影响气津的下达，而发生大便干燥。

7.膀胱湿热证

膀胱湿热表现常见小便不畅，尿频尿急，尿痛或小便淋沥，尿色浑浊，或有脓血，或有砂石。舌苔黄腻，脉数。一般以尿频尿急，尿痛，尿黄为辨证要点。

第二节　经络辨证

经络辨证是中医辨证的基本方法之一，是指以经络学说为理论依据，根据机体出现的若干症状进行分析，综合判断归属何经、何脏、何腑。经络辨证主要是根据经脉循行分布、属络脏腑、联系器官、生理功能、证候特点来确定经络归属，从而选择相应的经络调理。当外邪侵入人体，经气失常，邪气会通过经络传入脏腑；反之，当脏腑有疾，同样也循着经络在体表经脉循行的部位，特别是经气聚集的腧穴之处，出现各种异常反应，如麻木、酸胀、结节、疼痛、对冷热等刺激敏感度异常，或皮肤色泽发白、发红、脱屑等。

经络辨证与脏腑辨证互为补充，二者不可截然分开。脏腑辨证侧重于阐述脏腑功能失调所出现的各种症状，而经络辨证则是论述经络循行部位出现的异常反应，对其所属脏腑辨证较为简略，是脏腑辨证的补充。在经络辨证的基础上，遵照循经取穴的原则指导保健调理，特别是指导运用艾灸、刮痧、拔罐、砭术等方法进行保健调理具有重要意义。

一、十二经脉辨证

十二经脉包括手足三阴经与手足三阳经。十二经脉辨证特点有三：一是经脉受邪，经气不利，出现的症状多与其循行部位有关。如足太阳膀胱经受邪，可见项背、腰脊、腘窝、足跟等处疼痛。二是脏腑与经脉所属部位的症状相兼。如手太阴肺经受邪，可见咳嗽、气短、胸部胀闷、手臂内侧前缘疼痛等；三是一经受邪可影响其他经脉，表现出多经的症状。如脾经受邪，可见胃脘疼痛、食后作呕等胃经症状。足厥阴肝经受邪出现胸胁满（肝经）、呕逆（胃经）、癃闭（肾经）等症状。

1. 手太阴肺经辨证

手太阴肺经病证是指手太阴肺经经脉循行部位及肺脏功能失调所表现的证候。其主要表现为咳嗽，气短，喘息，胸部胀闷，鼻塞，咽痛，恶寒发热，汗出恶风，小便频数、量少，缺盆中痛，上肢内侧前缘酸楚、麻木、疼痛等。调理本经可宣肺理气，通经活络。

2. 手阳明大肠经辨证

手阳明大肠经病证是指手阳明大肠经经脉循行部位及大肠功能失调所表现的证候。其主要表现为腹痛，腹泻，便秘，发热，下齿疼痛，面痛，颈肿，咽喉肿痛，鼻衄，流涕，目黄口干，前额疼痛，上肢外侧前缘酸楚、疼痛、麻木、酸软无力，拇食指疼痛、活动障碍等。调理本经可通经活络，调理肠道。

3. 足阳明胃经辨证

足阳明胃经病证是指足阳明胃经经脉循行部位及胃腑功能失调所表现的证候。其主要表现为胃脘胀满，食欲减退，呕吐，腹泻，腹痛，肠鸣，便秘，发热，头痛，颈肿，咽喉肿痛，上齿疼痛，口角歪斜，鼻流浊涕，鼻衄，狂躁，胸乳部、腹股部、下肢外侧前缘、足背、足中趾酸楚、疼痛、麻木等。治宜通经活络，调理胃肠。

4. 足太阴脾经辨证

足太阴脾经病证是指足太阴脾经经脉循行部位及脾脏功能失调所表现的证候。其主要表现为脘腹胀痛，食欲减退，水肿，身重乏力，月经不调，下肢内侧前缘酸楚疼痛、麻木，舌根强直等。调理本经可通经活络，健脾和胃。

5. 手少阴心经辨证

手少阴心经病证是指手少阴心经经脉循行部位及心脏功能失调所表现的证候。其主要表现为胸痛，心悸，心痛，心烦，失眠，咽干，口舌生疮，上肢内侧后缘酸楚疼痛、麻木，手心热痛等。调理本经可通经活络，调理心神。

6. 手太阳小肠经辨证

手太阳小肠经病证是指手太阳小肠经经脉循行部位及小肠功能失调表现出的证候。其主要表现为耳聋，耳鸣，目黄，咽痛，颊肿，少腹疼痛，肠鸣，泄泻，小便短赤，上肢外侧后缘酸楚疼痛、麻木，肩胛痛等。调理本经可通经活络，调理肠道。

7. 足太阳膀胱经辨证

足太阳膀胱经病证是指足太阳膀胱经经脉循行部位及膀胱功能失调所表现的证候。其主要表现为遗尿，腹部胀满，神志失常，各脏腑失调，小便不利，鼻塞流涕，后枕部头痛，项背强痛，下肢后面酸楚疼痛、麻木，项背腰骶部、足跟和小趾疼痛等。调理本经可通经活络，调理膀胱。

8. 足少阴肾经辨证

足少阴肾经病证是指足少阴肾经经脉循行部位及肾脏功能失调所表现的证候。其主要表现为遗尿，小便不利，遗精，阳痿，月经不调，虚喘，心烦，易惊，善恐，口热舌干，失眠，多梦，头晕目眩，耳鸣，耳聋，视物昏花，咽干喉燥，腰痛，下肢内侧后缘酸楚疼痛、麻木，足下热痛等。调理本经可通经活络，补肾培元。

9. 手厥阴心包经辨证

手厥阴心包经病证，是指手厥阴心包经经脉循行部位及心包络功能失常所表现的证候。其主要表现为心烦，心悸，心痛，喜笑不休，面赤目黄，上肢内侧正中酸楚疼痛、麻木，手心热等。调理本经可通经活络，调理心神。

10. 手少阳三焦经辨证

手少阳三焦经病证是指手少阳三焦经经脉循行部位及三焦功能失调所表现的证候。其主要表现为耳聋，耳鸣，偏头痛，咽喉疼痛，心胁痛，腹胀，水肿，遗尿，小便不利，颊部耳后疼痛，咽喉肿痛，上肢外侧正中、食指酸楚疼痛、麻木等。调理本经可通经活络，疏调三焦。

11. 足少阳胆经辨证

足少阳胆经病证是指足少阳胆经经脉循行部位及胆腑功能失常所表现的证候。其主要表现为口苦，目黄，身黄，尿黄，惊恐，失眠，偏头痛，心胁痛，善太息，下肢外侧正中、足小趾、次趾酸楚疼痛、麻木等。调理本经可通经活络，疏肝利胆。

12. 足厥阴肝经辨证

足厥阴肝经病证是指足厥阴肝经经脉循行部位及肝脏功能失调所表现的证候。其主要表现为胁肋胀痛，口苦，食欲减退，嗳气呃逆，心烦易怒，面瘫，头晕目眩，头顶痛，近视，夜盲，视物昏花，目赤肿痛，遗尿，疝气，少腹痛，下肢内侧正中酸楚疼痛、麻木等。调理本经可通经活络，疏肝理气。

二、奇经八脉辨证

奇经八脉为十二正经以外的八条经脉，除本经循行与体内器官相连属外，并通过十二经脉与五脏六腑发生间接联系，尤其是冲、任、督、带四脉与人体的生理、病理存在密切的关系。奇经八脉具有联系十二经脉，调节人体阴阳气血的作用。女子经、带、胎、产、乳疾，多从任、督、冲、带四脉调理；里证多从阴维脉调理；表证多从阳维脉调理；运动功能失调、神志异常（如失眠、多梦）多从督脉、跷脉调理。

1. 督脉辨证

督脉病证是指督脉循行部位及其相关脏腑功能失调所表现的证候。其主要表现为腰骶、项背痛，项背强直，头重眩晕，癫痫，阳痿，月经不调等。调理本经可疏调经气，安神定志。

2. 任脉辨证

任脉病证是指任脉循行部位及其相关脏腑功能失调所表现的证候。其主要表现为尿频，遗尿，小便不利，遗精，阳痿，早泄，月经不调，腹内肿块，腹痛，腹泻，胸闷，喘息等。调理本经可通调三焦，宽胸和胃。

3. 冲脉辨证

冲脉病证是指冲脉循行部位及其相关脏腑功能失调所表现的证候。其主要表现为胸痛，胸闷，气从少腹上冲胸咽，呕吐，咳嗽，脘腹胀痛，阳痿，月经不调等。调理本经可宽胸和胃，平气降逆。

4. 带脉辨证

带脉病证是指带脉循行部位及其相关脏腑功能失调所表现的临床证候。其主要表现为腰酸腿痛，腹部胀满，月经不调，子宫脱垂，疝气，腰酸无力，下肢瘫痪等。调理本经可清热利湿，调经止带。

5. 阳跷、阴跷脉辨证

阳跷、阴跷脉病证是指阳跷、阴跷脉循行部位及其相关脏腑功能失调所表现的证候。跷脉主肢体运动，司眼睑开合。

阳跷为病，阴缓而阳急，其主要表现为踝关节以上部位的皮肉、筋脉内侧弛缓，外侧拘急，腰背疼痛，角弓反张，失眠，狂躁等症。调理本经可疏调经气，镇静宁神。

阴跷为病，阳缓而阴急，其主要表现为踝关节以上部位的皮肉、筋脉外侧迟缓，内侧拘急，腰髋疼痛连及阴中，嗜睡多寐，喉痛，失音等。调理本经可疏调经气，醒脑开窍。

6. 阳维、阴维辨证

阳维、阴维病证是指阳维、阴维二脉循行部位及其相关脏腑功能失调所表现的证候。阳维起于诸阳之会，阴维起于诸阴之交，分别维系三阳经和三阴经。阳维为病苦寒热，阴维为病苦心痛。

阴维主一身之里，阴维为病，其主要表现为胸胁支满，脘腹冷痛等里证和虚寒证。调理本经可温中散寒、理气止痛。阳维脉主一身之表，阳维为病，其主要表现为恶寒发热，头项强痛，一身尽痛等外感表证。调理本经可疏散表邪，调和营卫。

第三节　气血津液辨证

气血津液辨证，就是分析气、血、津液的病理变化，从而辨认其所反映的不同证候特点，为调治选药的基础。

一、气病辨证

气的病变很多，一般可概括为气虚、气陷、气滞、气逆四种。

1. 气虚证

气虚证常见头晕目眩，少气懒言，疲倦乏力，自汗，活动时诸症加剧。舌淡，脉虚无力。一般以全身功能活动低下为辨证要点。

2. 气陷证

气陷证常见头目昏花，少气倦怠，腹部有坠胀感，脱肛或子宫脱垂等。舌淡苔白，脉弱。一般以内脏下垂为主要辨证要点。

3. 气滞证

气滞证常见闷胀，疼痛，妇女乳房胀痛。一般以胀闷、疼痛为辨证要点。

4. 气逆证

气逆证常见咳嗽喘息。胃气上逆，则见呃逆、嗳气、恶心呕吐；肝气升发太过，则见头痛、眩晕、昏厥、呕血等。一般以见到气机逆而向上的症状为辨证要点。

二、血病辨证

血的证候相对较多，概括起来主要有血虚、血瘀、血热、血寒四个方面。

1. 血虚证

血虚证常见面色苍白或萎黄，唇色淡白，头晕眼花，心悸失眠，手足发麻，妇女经行量少、衍期甚或经闭，舌质淡，脉细无力。一般以面色、口唇、爪甲失其血色及全身虚弱为辨证要点。

2. 血瘀证

血瘀证常见局部肿胀疼痛，痛如针刺，拒按，痛处固定不移，常在夜间加重，一般伴有面色晦暗、口唇色紫、舌有瘀斑、口干但欲漱水不欲咽等症状。一般以痛如针刺，痛有定处，拒按，肿块，唇舌爪甲紫暗，脉涩等为辨证要点。

3. 血热证

血热证常见心烦或躁扰发狂，口干不喜饮，身热以夜间为甚，脉细数，舌红绛。或见各种出血证，妇女月经前期、量多等。一般以出血和全身热象为辨证要点。

4. 血寒证

血寒证常见疼痛喜暖，得暖痛减，形寒肢冷，舌淡而暗，脉沉迟涩。妇女常见少腹冷痛，畏寒肢冷，月经衍期，色暗淡有血块等症。一般以手足、腹部等局部冷痛，肤色紫暗为辨证要点。

三、津液不足、水肿辨证

1. 津液不足证

津液不足证常见口渴咽干，唇燥舌干少津或无津，皮肤干燥甚或干瘪，或见下肢萎弱，小便短少，大便干结，脉多细数。若为高热灼伤津液，可并见心烦、渴饮、舌红、苔黄、脉细数等症状。若为气阴两伤，则并见气短、神疲、舌色较淡、苔少或光剥无苔、脉虚无力的症状。多以皮肤、口唇、舌咽干燥及尿少便干为辨证要点。

2. 水肿

水肿的表现常见下肢浮肿，甚或一身面目悉肿，或单纯腹大如鼓，脉象沉弦，舌淡苔白滑或舌质暗红。水肿有阳水和阴水的区别，一般阳水以发病急、来势猛，先见眼睑头面，上半身肿甚为辨证要点。阴水以发病较缓，足部先肿，腰以下肿甚，按之凹陷不起为辨证要点。

第三章 伤科常见复杂亚健康状态的调理

第一节 腰椎亚健康

腰椎亚健康是由于腰椎间盘退变，髓核从损伤的纤维环处膨出或突出，压迫、刺激腰脊神经根、马尾神经，引起腰痛、下肢放射痛或有膀胱直肠功能障碍等症候或症状。多见于青壮年，以 L_4~L_5，L_5~S_1 节段好发。

腰椎亚健康的原因分为内因和外因。内因有腰椎间盘退变、腰骶部先天性畸形。外因包括外伤、劳损、受寒等因素。

一、刮痧调理

1. 取穴及部位

肾俞、命门、腰阳关、委中、承山、阳陵泉、昆仑、太溪，腰部亚健康的部位。

扫一扫看视频

2. 常用体位

一般采用坐位或卧位。

3. 操作

（1）腰背部　刮痧板沿腰骶部督脉及足太阳膀胱经循行从上到下直线刮拭（图2-3-1），每侧10~20次。刮拭腰部椎间盘突出的部位，10~20次即可，刮至皮肤出现潮红、紫红色等痧痕，或出现粟粒状、丘疹样斑点为度。点压、按揉或弹拨腰部的肾俞、命门、腰阳关穴（图2-3-2），各3~5秒。

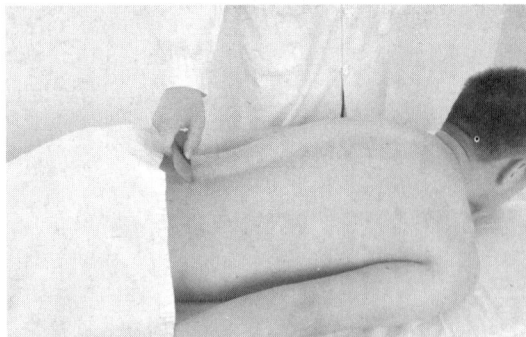

图 2-3-1　腰骶部督脉

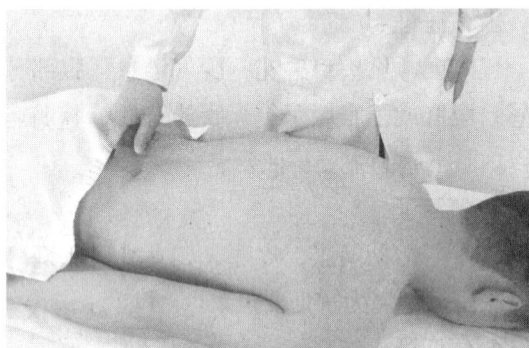

图 2-3-2　点压按揉肾俞

（2）下肢部　点压按揉委中、承山、阳陵泉、昆仑、太溪等穴位（图2-3-3），各3~5秒。

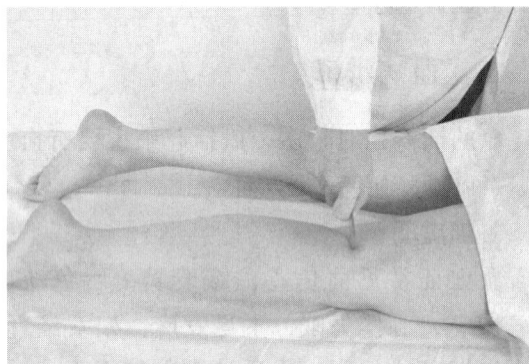

图 2-3-3　点压按揉委中穴

二、拔罐调理

1. 取穴及部位

肾俞、腰眼、命门、阿是穴、委中。

扫一扫看视频

2. 常用体位

一般采用卧位或坐位。

3. 操作

（1）腰背部　肾俞、腰眼、命门、阿是穴闪火法闪罐3~5次（图2-3-4），以皮肤潮红、充血或瘀血为度；然后每穴留罐5~10分钟；起罐后，沿脊柱两旁肌肉上下往返走罐 3~5 遍（图 2-3-5），以皮肤微微发红为度。

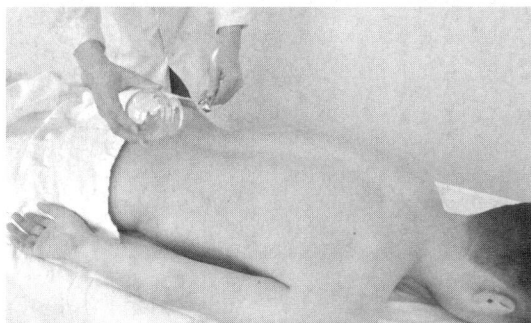

图 2-3-4　肾俞闪罐

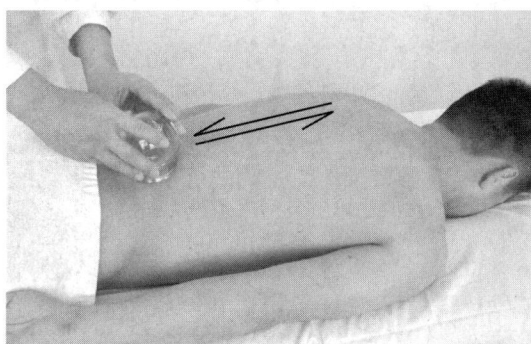

图 2-3-5　背部走罐

（2）下肢部　委中穴闪火法闪罐 3~5 次（图 2-3-6），然后每穴留罐 5~10 分钟，皮肤出现微微发红即可。

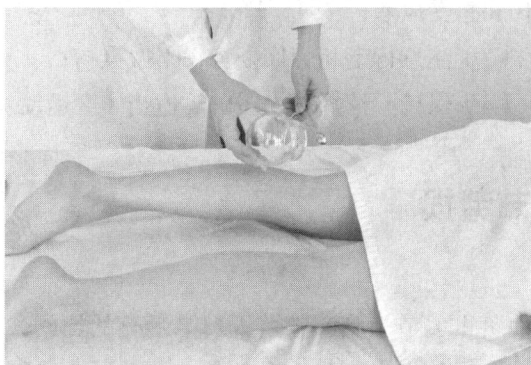

图 2-3-6　委中穴闪罐

三、艾灸调理

1. 取穴及部位

肾俞、大肠俞、后溪、委中、申脉。

扫一扫看视频

2. 常用体位

一般采用坐位或者卧位。

3. 操作

（1）腰背部　艾条温和灸肾俞、大肠俞穴，每穴灸约 3~5 分钟，至皮肤红晕为度（图 2-3-7）；

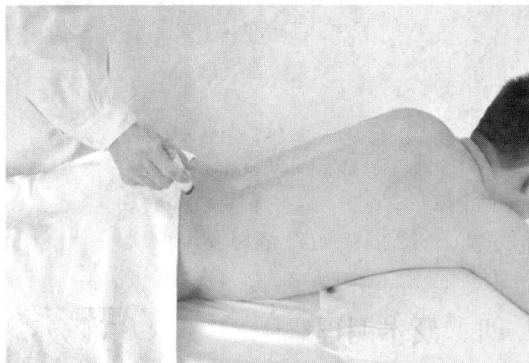

图 2-3-7　温和灸大肠俞

或者在两穴分布区域回旋灸 3~5 分钟，至皮肤有温热感而不至于灼痛；或者用灸具置于肾俞、大肠俞穴部位施灸 20~40 分钟，以温热舒适无灼痛的感觉、皮肤稍有红晕为度（图 2-3-8）。

（2）上肢部　艾条温和灸后溪穴 3~5 分钟（图 2-3-9），至局部红晕温热为度。

（3）下肢部　委中、申脉穴雀啄灸 3~5 分钟（图 2-3-10），至局部红晕温热为度。

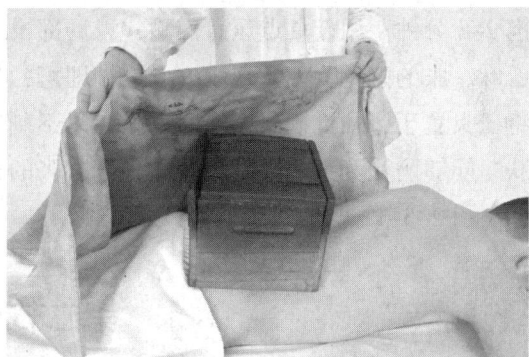

图 2-3-8　灸具灸腰部

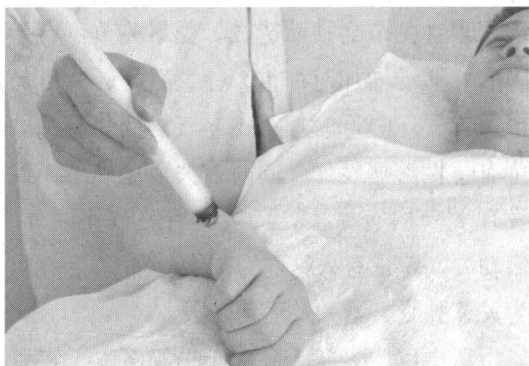

图 2-3-9　温和灸后溪穴

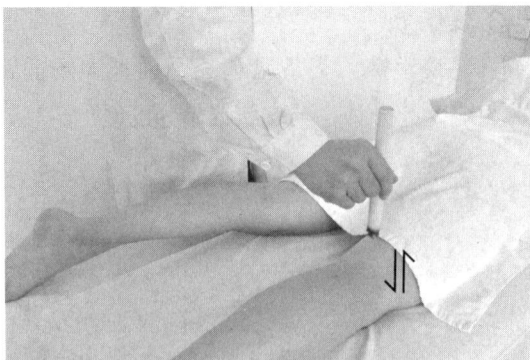

图 2-3-10 雀啄灸委中穴

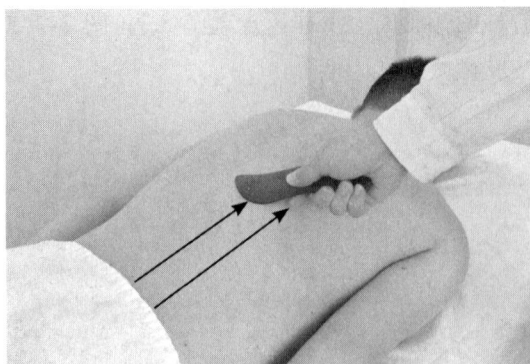

图 2-3-11 砭具刮膀胱经

四、砭术调理

扫一扫看视频

1. 取穴及部位

肾俞、背部俞穴，腰背部足太阳膀胱经，脊柱两侧肌肉。

2. 常用体位

一般采用坐位或者卧位。

3. 操作

先在腰背部两侧膀胱经处，利用砭具的棱或弓背刮摩该区域，以皮肤微红为度（图 2-3-11）。

然后用砭具按揉宾客脊柱两侧肌肉 3~5 分钟。用椭圆砭石搓腰背 3~5 遍；用砭具弹拨腰背肌肉 2~3 分钟；用砭具点压背部腧穴以局部出现酸、麻、胀的感觉为度，每穴 3~5 分钟即可；最后将砭具置于肾俞处固定 1 小时以上，以不刺破皮肤，能够耐受为度，尽量出现酸、麻、胀的得气感（图 2-3-12）。

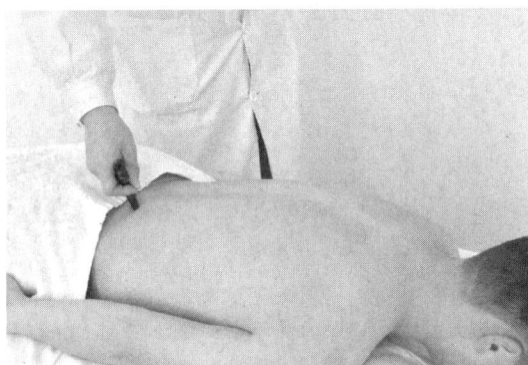

图 2-3-12 守肾俞

五、注意事项

（1）注意饮食，控制体重；

（2）卧硬板床休息，忌坐软沙发，避免腰部外伤和感受风寒；

（3）注意行走和劳作姿势，不搬重物；

（4）保持心情舒畅，缓解后适当体育运动。

第二节 膝关节劳损

膝关节劳损主要由于膝关节的退行性改变和慢性积累性关节磨损而造成。受累关节可有持续性隐痛，活动增加时加重，休息后好转。疼痛常不严重，气压降低时加重，与气候变化有关。有时可有急性疼痛发作，同时有关节僵硬感，偶尔可发现关节内有摩擦音。久坐后关节僵硬加重，稍活动后好转，有人称之为"休息痛"。后期可发展为关节肿胀、增大及运动受限。

生活中以中老年人膝关节劳损多见，特别是 50~60 岁的老年人，女性多于男性，其发生率比其他负重关节为高，随着人口老龄化的加剧，膝关节劳损的发生率呈上升趋势，严重影响老年人的工作和生活质量。

一、刮痧调理

1. 取穴及部位

八髎、犊鼻、鹤顶、梁丘、阳陵泉、足三里、血海、阴陵泉穴，尾骶骨背面、髌骨四周。

2. 常用体位

一般采用坐位或卧位。

3. 操作

（1）腰骶部　用刮痧板沿尾骶骨部及八髎从上到下直线刮法（图2-3-13），每侧10~20次即可，刮至皮肤出现潮红、紫红色等痧痕，或出现粟粒状、丘疹样斑点为度。

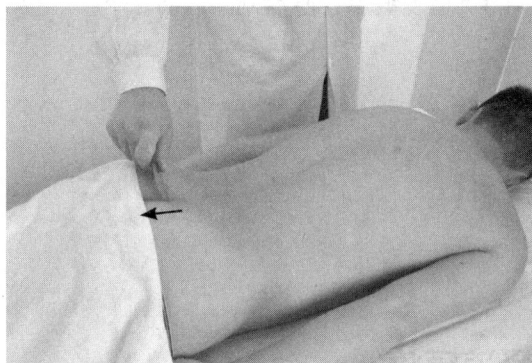

图2-3-13　刮八髎穴

（2）膝部　沿髌骨四周弧线刮法，10~20次，可点压按揉犊鼻、鹤顶穴，由上向下刮拭梁丘、阳陵泉、足三里、血海、阴陵泉穴，各10~20次（图2-3-14）。

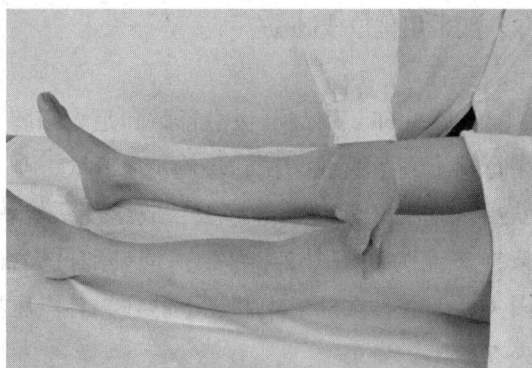

图2-3-14　刮梁丘穴

二、拔罐调理

1. 取穴及部位

内膝眼、外膝眼、鹤顶、阴陵泉、阳陵泉、阿是穴。

2. 常用体位

一般采用坐位或卧位。

3. 操作

内膝眼、外膝眼、鹤顶、阴陵泉、阳陵泉、阿是穴闪火法闪罐3~5次，以皮肤潮红、充血或瘀血为度；然后每穴留罐5~10分钟（图2-3-15），

皮肤出现微微发红即可。

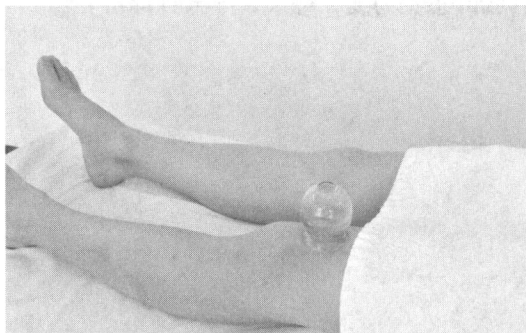

图2-3-15　鹤顶留罐

三、艾灸调理

1. 取穴及部位

犊鼻、梁丘、阳陵泉、足三里、血海、阴陵泉、阿是穴。

2. 常用体位

一般采用坐位或卧位。

3. 操作

艾条温和灸犊鼻、梁丘、阳陵泉、足三里、血海、阴陵泉、阿是穴（图2-3-16），每穴3~5分钟，灸至局部皮肤红晕为度。

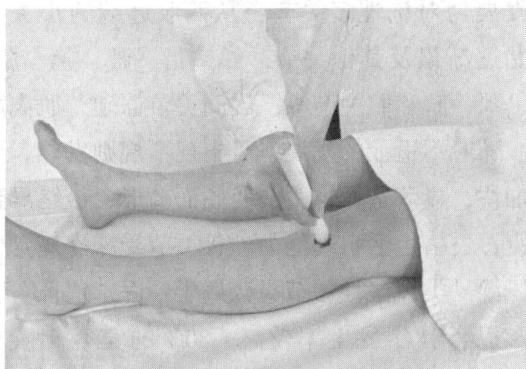

图2-3-16　温和灸犊鼻穴

四、砭术调理

1. 取穴及部位

犊鼻、梁丘、阳陵泉、足三里、血海、阴陵泉、阿是穴。

2. 常用体位

一般采用坐位或卧位。

3. 操作

用砭具点压犊鼻、梁丘、阳陵泉、足三里、

血海、阴陵泉、阿是穴（图 2-3-17），以局部酸、麻、胀的感觉为度，每穴 3~5 分钟即可。

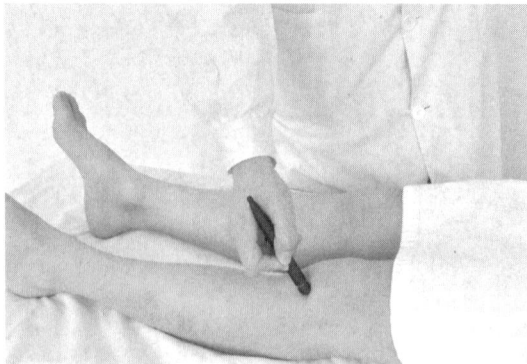

图 2-3-17　点压犊鼻穴

第三节　骨关节受凉疼痛

骨关节受凉疼痛主要是由于风寒湿邪引起经脉不畅，肢体失养导致。初发时表现为疲倦乏力、体重减轻、胃纳不佳、低热和手足麻木刺痛等症状；随后发生关节疼痛、僵硬、肿大，关节周围皮肤温热、潮红，自动和被动运动都引起疼痛。最初为一两个关节受累，呈游走性，以后发展为对称性多关节炎从四肢远端的小关节开始逐渐累及其他关节，如掌指、趾、腕、膝、肘、踝、肩和髋关节等，晨间关节僵硬，肌肉酸痛。随着不适症的发展，可出现不规则发热，脉搏加快，显著贫血，关节僵硬而畸形，最终导致残废，失去生活自理能力。骨关节受冻疼痛常见于风湿、类风湿性关节炎，属于中医"痹证"范畴。以青壮年发生率较高，80% 的宾客年龄在20~45 岁。

骨关节受凉疼痛常以寒冷、潮湿、疲劳、营养不良、创伤、精神因素等为诱发因素。

一、刮痧调理

1. 取穴及部位

根据症状分布部位，多在局部及循经取穴。

颈项部：风池、风府、肩井、大椎。

上肢部：云门、中府、曲池、手三里、外关、尺泽、曲泽。

腰背部：腰阳关、上髎、次髎、中髎、下髎。

下肢部：环跳、风市、梁丘、血海、阳陵泉、委中、足三里、三阴交。

2. 常用体位

一般采用坐位或卧位。

3. 操作

（1）腰背部　用刮痧板沿督脉和足太阳膀胱经循行从上到下直线刮拭，每侧 10~20 次，刮至皮肤出现潮红、紫红色等痧痕，或出现粟粒状、丘疹样斑点为度（图 2-3-18）；重点刮拭大椎、腰阳关、上髎、次髎、中髎、下髎穴，各点压按揉 3~5 秒。

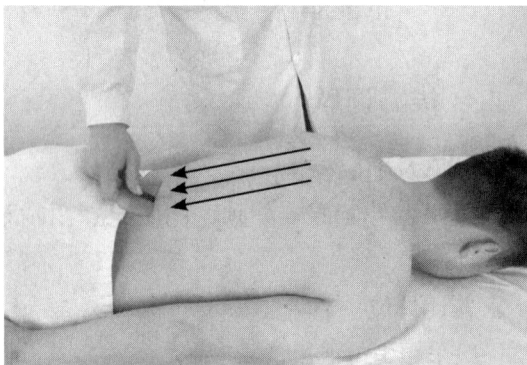

图 2-3-18　刮督脉和足太阳膀胱经

（2）胸部　从云门穴至中府穴直线刮拭10~20 次（图 2-3-19），可点压按揉云门、中府穴 3~5 秒。

五、注意事项

（1）注意保暖，避免受风寒；

（2）避免过度劳累，不要长时间屈膝半蹲，减少负重；

（3）适度锻炼，避免剧烈运动。

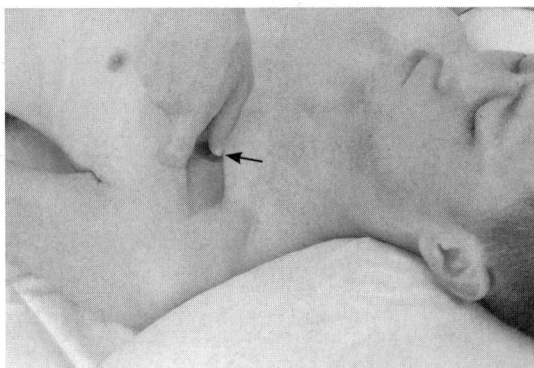

图 2-3-19 刮云门穴至中府穴

（3）上肢部　沿前臂曲池至手三里（图 2-3-20），外关至阳池从上向下直线刮拭，每侧刮拭 10~20 次。点压按揉尺泽、曲泽 3~5 秒。

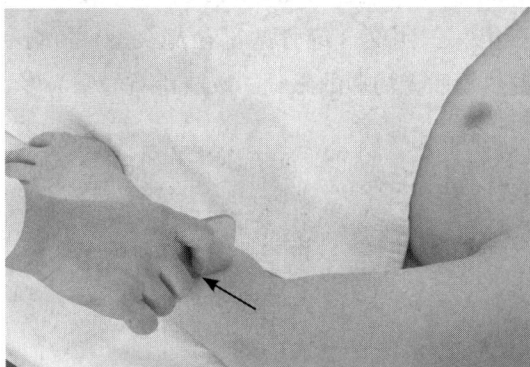

图 2-3-20　刮前臂曲池至手三里

（4）下肢部　沿大腿外侧环跳至风市（图 2-3-21），小腿外侧阳陵泉至足三里从上向下直线刮拭，每侧刮拭 10~20 次。点压按揉足三里、三阴交、委中、梁丘、血海、丘墟 3~5 秒。

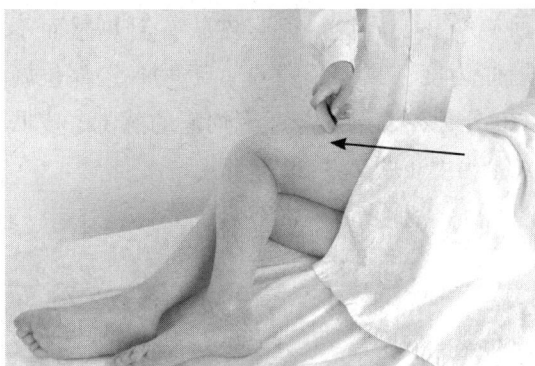

图 2-3-21　刮环跳至风市

二、拔罐调理

1.取穴及部位

督脉，足太阳膀胱经。

上肢部：肩髃、曲池、外关、合谷。

下肢部：风市、血海、阳陵泉、足三里、绝骨。

2.常用体位

一般采用坐位或卧位。

3.操作

（1）腰背部　沿着督脉和足太阳膀胱经上下往返走罐 3~5 遍（图 2-3-22），以皮肤微微发红为度。

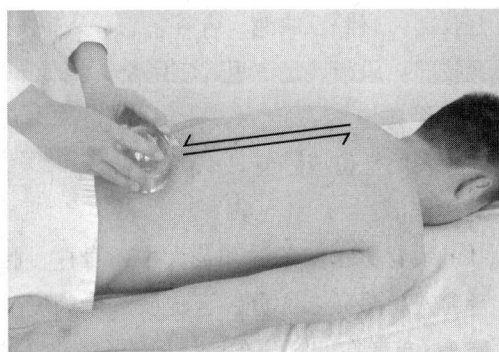

图 2-3-22　背部走罐

（2）上肢部　肩髃、曲池、外关、合谷穴闪火法闪罐 3~5 次，以皮肤潮红、充血或瘀血为度（图 2-3-23），然后每穴留罐 5~10 分钟，皮肤出现微微发红即可。

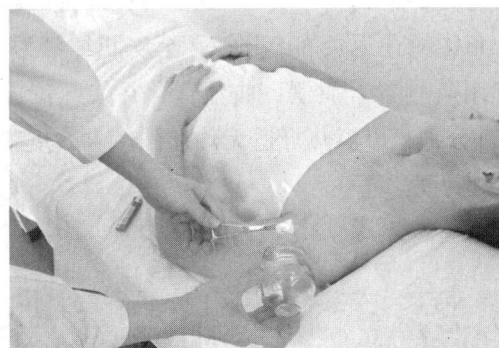

图 2-3-23　肩髃穴闪罐

（3）下肢部　风市、血海、阳陵泉、足三里、绝骨穴闪火法闪罐 3~5 次，以皮肤潮红、充血或瘀血为度（图 2-3-24），然后每穴留罐 5~10 分钟，皮肤出现微微发红即可。

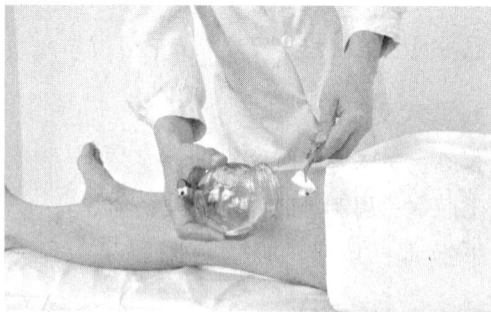
图 2-3-24　风市穴闪罐

三、艾灸调理

1.取穴及部位

气海穴及不适局部阿是穴。

背腰部：大椎、身柱、腰阳关、肾俞。

上肢部：肩髃、曲池、合谷。

下肢部：风市、足三里、三阴交、绝骨。

2.常用体位

一般采用坐位或卧位。

3.操作

（1）颈背部　艾条温和灸大椎、身柱、腰阳关、肾俞穴，每穴 3~5 分钟至皮肤红晕为度（图2-3-25）；或者在四穴分布区域回旋灸 3~5 分钟，灸至皮肤有温热感而不至于灼痛；或者用灸具置于大椎、身柱、腰阳关、肾俞穴部位施灸 20~40 分钟，以温热舒适无灼痛的感觉、皮肤稍有红晕为度（图2-3-26）。

（2）上肢部　艾条温和灸肩髃、曲池、合谷穴（图2-3-27），每穴 3~5 分钟；或者沿着三穴分布区域往返灸 3~5 分钟，至皮肤红晕为度；或者用灸具置于肩髃、曲池、合谷穴部位施灸 20~40 分钟，以温热舒适无灼痛的感觉、皮肤稍有红晕为度。

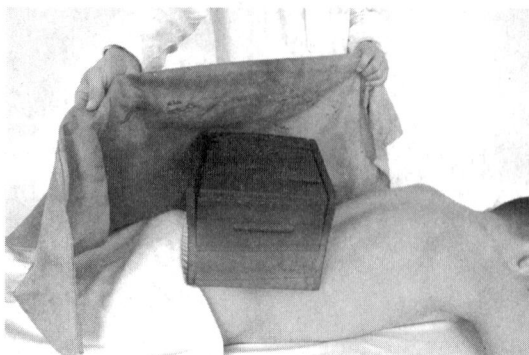
图 2-3-26　灸具灸肾俞穴

（3）下肢部　艾条温和灸风市、足三里、三阴交、绝骨穴，每穴 3~5 分钟，至皮肤红晕为度；或者在四穴分布区域回旋灸 3~5 分钟，灸至皮肤有温热感而不至于灼痛；或者用灸具置于风市、足三里、三阴交、绝骨穴部位施灸 20~40 分钟，以温热舒适无灼痛的感觉、皮肤稍有红晕为度。

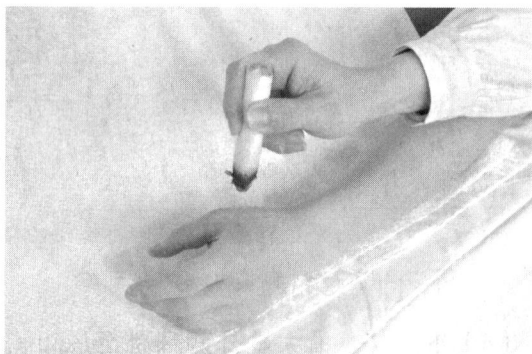
图 2-3-27　温和灸合谷

（4）腹部　艾条温和灸气海穴，每穴 3~5 分钟，至皮肤红晕为度（图2-3-28）；或者在气海穴回旋灸 3~5 分钟，灸至皮肤有温热感而不至于灼痛为度；或者用灸具置于气海穴部位施灸 20~40 分钟，以温热舒适无灼痛的感觉、皮肤稍有红晕为度（图2-3-29）。

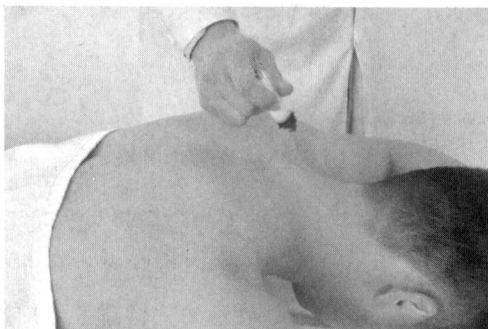
图 2-3-25　温和灸大椎穴

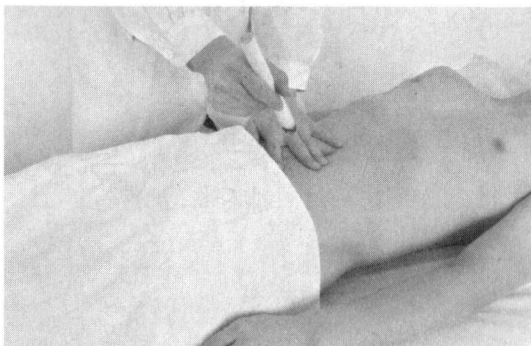
图 2-3-28　温和灸气海穴

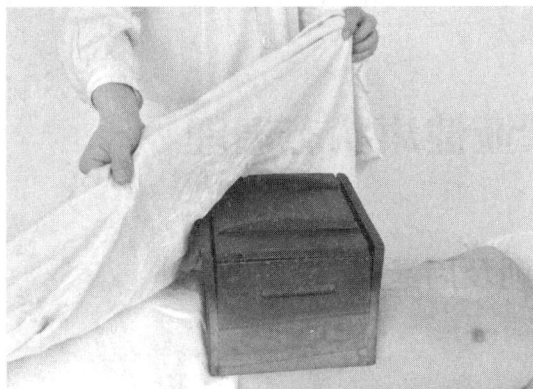

图 2-3-29　灸具灸气海穴

局部酸、麻、胀的感觉为度，每穴 3~5 分钟即可。

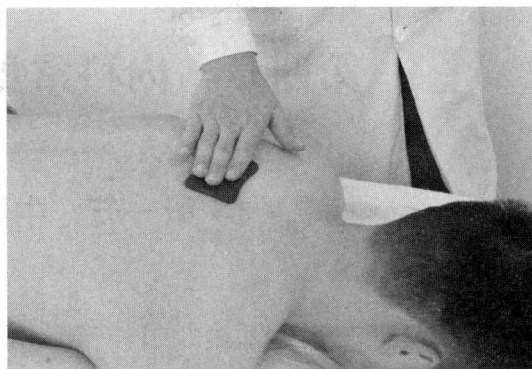

图 2-3-30　摩脊柱

四、砭术调理

1. 取穴及部位

肾俞、膈俞、犊鼻、梁丘、阳陵泉、膝阳关、足三里、血海，脊柱及骨关节受凉疼痛相关部位。

2. 常用体位

一般采用坐位或卧位。

3. 操作

（1）腰背部　用砭具的棱或弓背刮、摩脊柱及骨关节受凉疼痛相关部位区域（图 2-3-30），以皮肤微红为度，然后用砭具点压肾俞、膈俞穴，以局部酸、麻、胀的感觉为度，每穴 3~5 分钟即可；然后将砭具置于背部肾俞、膈俞穴处固定 1 小时以上。

（2）四肢部　用砭具点压犊鼻、梁丘、阳陵泉、膝阳关、足三里、血海穴（图 2-3-31），以

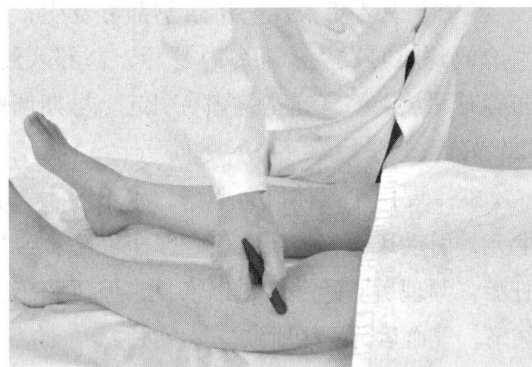

图 2-3-31　点压阳陵泉穴

五、注意事项

（1）清淡易消化食物，控制体重；

（2）注意保暖，避免着凉吹风受寒；

（3）不宜剧烈运动；

（4）保持心情舒畅。

第四章　内科常见复杂亚健康状态调理

第一节　中风恢复期及后遗症

中风恢复期是指中风后遗留的以一侧肢体不能自由运动，或偏废不用，或伴口眼歪斜、语言困难为主要表现的时期。又称"半身不遂"或"偏枯"。多发于中老年人，一年四季都可发生，多在骤冷或骤热时发生。入冬时骤冷，寒邪入侵，或初春时骤热，阳气亢奋，皆易引起。早期调理效果较好。

本症主要由于素体肝肾阴虚，水不涵木，肝阳上亢，引动风火，夹痰夹瘀，窜阻经络；或虽中脏腑，调理后脏腑功能得以恢复，但风痰仍留阻经络，气血运行不畅所致。

一、刮痧调理

1. 取穴及部位

督脉、百会、风府、大椎、至阳。

上肢部：曲池、手三里、外关、合谷。

下肢部：阳陵泉、足三里、绝骨、解溪。

2. 常用体位

一般采用坐位或卧位。

3. 操作

（1）头部　用刮具沿头后部督脉从上到下直线刮法，10~20次即可（图2-4-1），重点刮拭百会穴、风府穴，各点压按揉3~5秒。

（2）颈背部　用刮具沿颈背部督脉从大椎刮至至阳，10~20次即可（图2-4-2）。

（3）上肢部　沿肩髃、曲池、手三里、外关、合谷（图2-4-3），10~20次即可。

（4）下肢部　沿环跳、阳陵泉、足三里、绝骨、解溪一线（图2-4-4），10~20次即可，各穴点压按揉3~5秒。

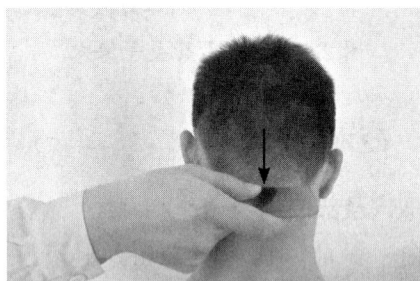

图 2-4-1　刮头后部督脉

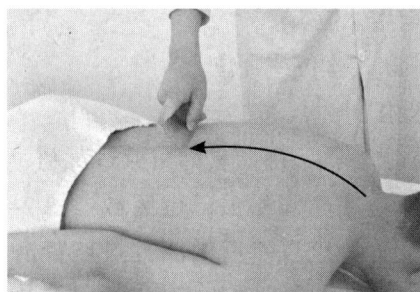

图 2-4-2　刮大椎穴至至阳穴

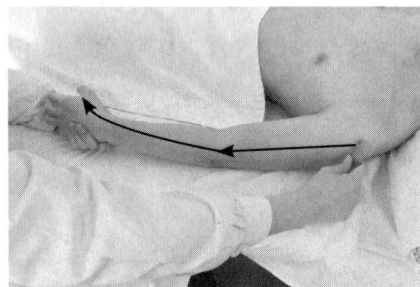

图 2-4-3　刮肩髃穴至合谷穴

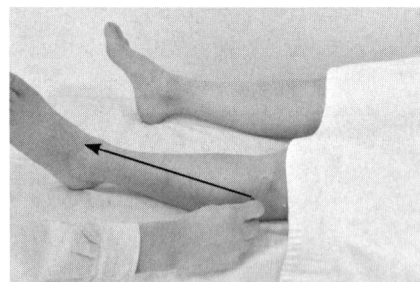

图 2-4-4　刮阳陵泉至解溪穴

◇ 66

二、拔罐调理

1. 取穴及部位

头部：太阳、地仓、颊车。

上肢部：肩髃、曲池、手三里、外关、合谷。

下肢部：环跳、伏兔、阳陵泉、足三里、解溪、昆仑。

2. 常用体位

一般采用坐位或卧位。

3. 操作

（1）头面部 太阳、地仓、颊车穴闪火法闪罐3~5次，以皮肤潮红、充血或瘀血为度（图2-4-5）；然后每穴留罐5~10分钟，皮肤出现微微发红即可。

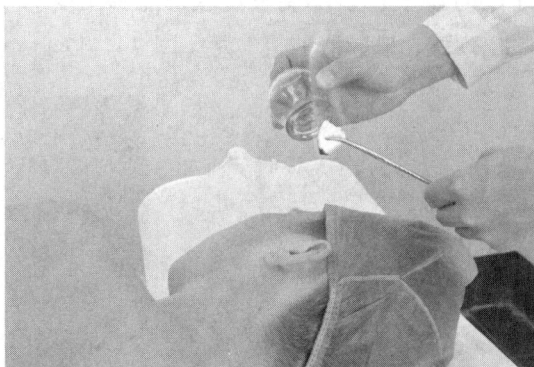

图2-4-5 太阳穴闪罐

（2）上肢部 肩髃、曲池、手三里、外关、合谷穴闪罐3~5次，以皮肤潮红、充血或瘀血为度（图2-4-6），然后每穴留罐5~10分钟，皮肤出现微微发红即可。

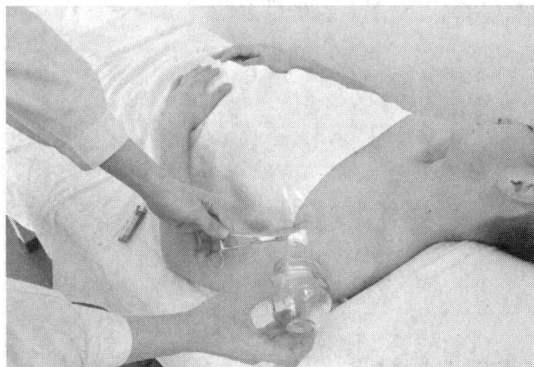

图2-4-6 肩髃穴闪罐

（3）下肢部 环跳、伏兔、阳陵泉、足三里、解溪、昆仑穴闪火法闪罐3~5次，以皮肤潮红、

充血或瘀血为度，然后每穴留罐5~10分钟，皮肤出现微微发红即可。

三、艾灸调理

1. 取穴及部位

头面部：百会、太阳、颊车。

上肢部：肩髃、曲池、合谷。

下肢部：环跳、阳陵泉、解溪、昆仑。

2. 常用体位

一般采用坐位或者卧位。

3. 操作

（1）头面部 艾条温和灸百会、太阳、颊车穴（图2-4-7），每穴约3~5分钟，至皮肤红晕为度。或者用灸具置于百会、太阳、颊车穴部位施灸20~40分钟，以温热舒适无灼痛的感觉、皮肤稍有红晕为度。

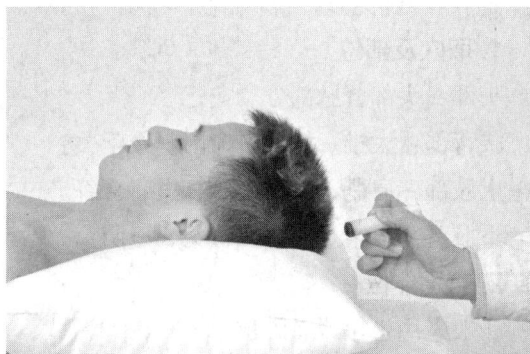

图2-4-7 温和灸百会

（2）上肢部 艾条温和灸肩髃、曲池、合谷穴（图2-4-8），每穴约3~5分钟，至皮肤红晕为度。或者用灸具置于肩髃、曲池、合谷穴部位施灸20~40分钟，以温热舒适无灼痛的感觉、皮肤稍有红晕为度。

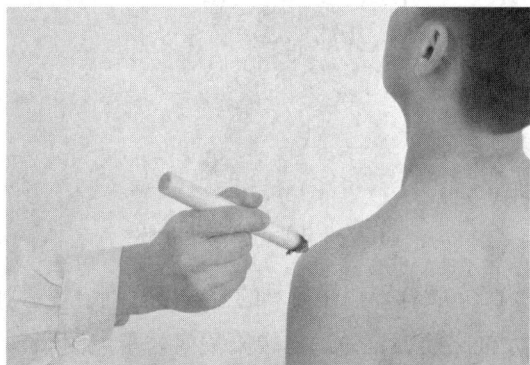

图2-4-8 温和灸肩髃

（3）下肢部　艾条温和灸环跳、阳陵泉、解溪、昆仑穴（图2-4-9），每穴约3~5分钟，至皮肤红晕为度。或者用灸具置于环跳、阳陵泉、解溪、昆仑穴部位施灸20~40分钟，以温热舒适无灼痛的感觉、皮肤稍有红晕为度。

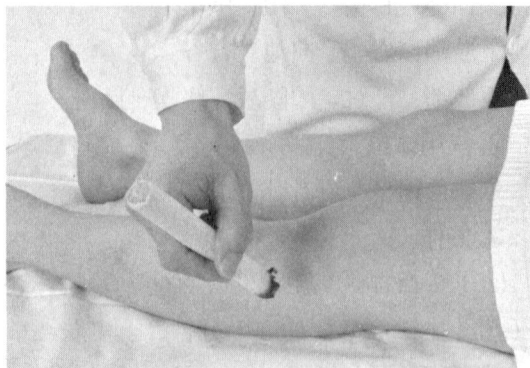

图 2-4-9　温和灸阳陵泉

四、砭术调理

1. 取穴及部位

头部：头部督脉部分。

腰背部：大椎、筋缩、命门、腰阳关。

上肢部：肩髃、尺泽、手三里、合谷。

下肢部：风市、血海、伏兔、三阴交。

2. 常用体位

一般采用坐位或者卧位。

3. 操作

（1）头部　在头部督脉区域，利用砭具的棱或弓背刮、摩，以皮肤微红为度（图2-4-10）。

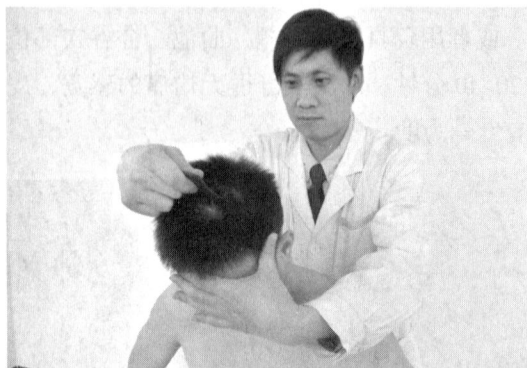

图 2-4-10　刮头部督脉

（2）腰背部　用砭具的棱或弓背刮、摩督脉，在大椎、筋缩、命门、腰阳关穴处重点刮摩，以皮肤微红为度。

（3）上肢部　在肩髃、尺泽、手三里、合谷区域，利用砭具的棱或弓背刮、摩，以皮肤微红为度（图2-4-11）。

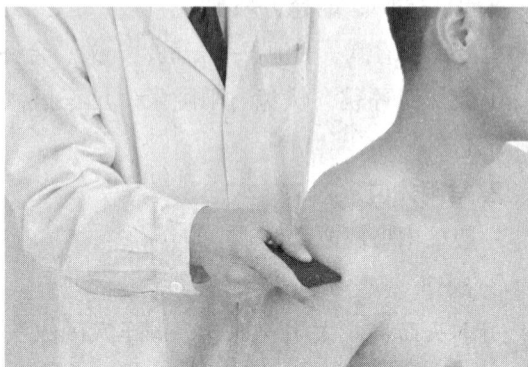

图 2-4-11　刮肩髃

将砭具置于肩髃、尺泽、手三里、合谷穴固定1小时以上，以不刺破皮肤，能够耐受为度，尽量出现酸、麻、胀的得气感（图2-4-12）。

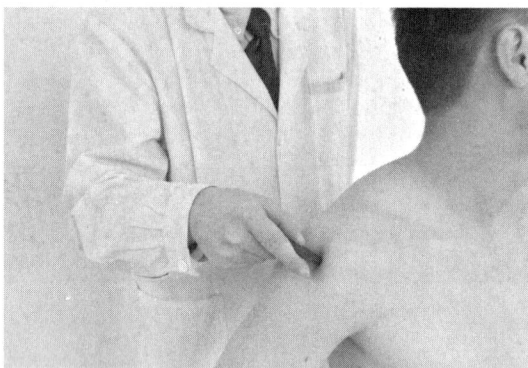

图 2-4-12　守肩髃

（4）下肢部　用砭具点压风市、血海、伏兔、三阴交（图2-4-13），以局部出现酸、麻、胀的感觉为度，每穴3~5分钟即可。

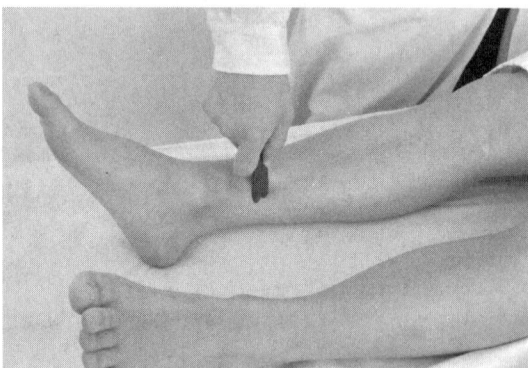

图 2-4-13　点压三阴交穴

五、注意事项

（1）饮食要清淡，保持大便通畅，戒烟忌酒；

（2）注意防止褥疮，保证呼吸道通畅和大便通畅；

（3）循序渐进地进行康复训练，尽快恢复肢体功能；

（4）多疏导、鼓励宾客，消除其悲观情绪；

（5）注意控制血压，防止血压过高导致复发。

第二节　口眼歪斜

口眼歪斜是指由面神经麻痹导致的以口眼歪斜为主的症状，由于先天不足，经络空虚，风寒之邪侵入阳明、少阳之脉，以致经气阻滞，气血运行不畅；或中风后遗症筋脉失养，肌肉弛缓所致。

一、刮痧调理

1.取穴及部位

翳风、风池、颊车、地仓、合谷、太冲。

2.常用体位

一般采用坐位或卧位。

3.操作

（1）头部　用刮具棱角刮拭颈部翳风穴至风池穴（图2-4-14），用力轻柔，各刮拭10~20次，刮至皮肤出现潮红、紫红色等痧痕，或出现粟粒状、丘疹样斑点为度。

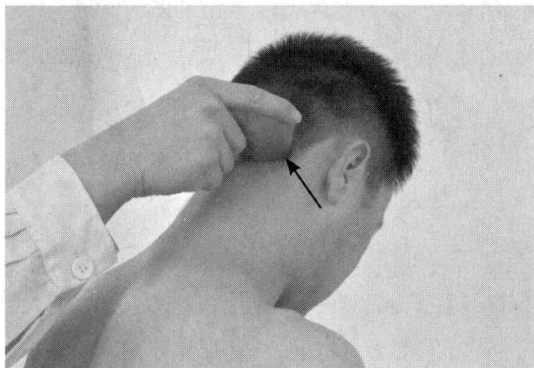

图2-4-14　刮翳风穴至风池穴

（2）面部　用刮板棱角刮拭下颌部，经颊车穴至地仓穴，各刮拭10~20次。

（3）四肢部　用刮板角部刮拭手背合谷穴、重刮足部太冲穴，各10~20次，可不出痧（图2-4-15）。

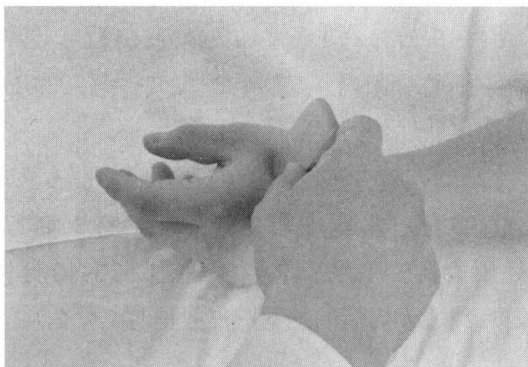

图2-4-15　刮合谷穴

二、拔罐调理

1.取穴及部位

阳白、印堂、颊车、地仓、耳后压痛点。

2.常用体位

一般采用坐位或卧位。

3.操作

阳白、印堂、颊车、地仓、耳后压痛点闪火法闪罐3~5次（图2-4-16），以皮肤潮红、充血或瘀血为度；然后每穴留罐5~10分钟，皮肤出现微微发红即可。

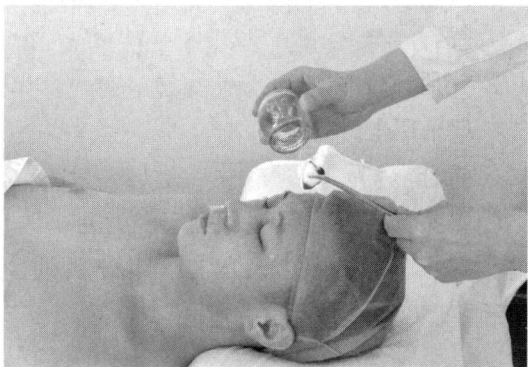

图2-4-16　印堂穴闪罐

三、艾灸调理

1. 取穴及部位

面部：地仓、颊车、四白、迎香、攒竹、阳白、鱼腰、下关。

四肢部：足三里、合谷。

2. 常用体位

一般采用坐位或卧位。

3. 操作

（1）头面部　艾条温和灸地仓、颊车、四白、迎香、攒竹、阳白、鱼腰、下关穴，每穴 3~5 分钟，至皮肤红晕为度。

（2）四肢部　艾条温和灸合谷、足三里穴，每穴 3~5 分钟，至皮肤红晕为度（图 2-4-17）。然后用灸具置于足三里、合谷施灸 20~40 分钟，以温热舒适无灼痛的感觉、皮肤稍有红晕为度。

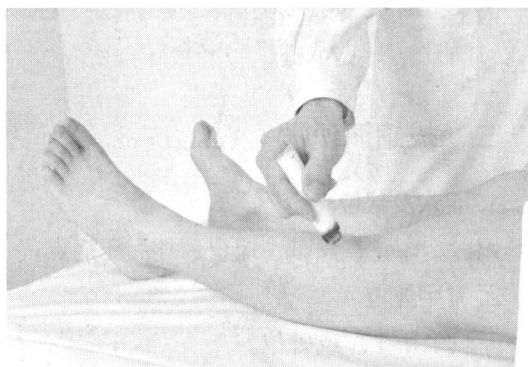

图 2-4-17　温和灸足三里

四、砭术调理

1. 取穴及部位

风池、颊车、大迎、地仓、四白、阳白、曲池、合谷。

2. 常用体位

一般采用坐位或卧位。

3. 操作

（1）头面部　在风池、颊车、大迎、地仓、四白、阳白区域（图 2-4-18），利用砭具的棱或弓背刮、摩，以皮肤微红为度。

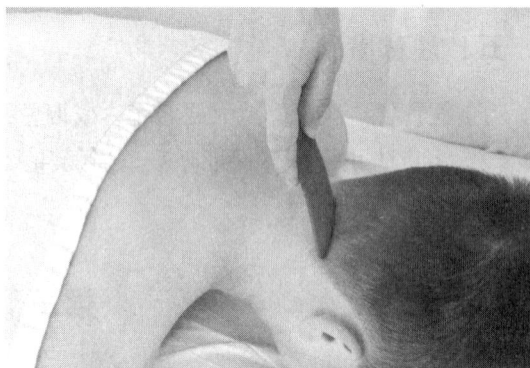

图 2-4-18　砭具刮风池穴

（2）上肢部　用砭具点压曲池、合谷穴（图 2-4-19），以局部酸、麻、胀的感觉为度，每穴 3~5 分钟即可；然后用砭具的棱或弓背刮、摩臂外侧区域，以皮肤微红为度（图 2-4-20）。

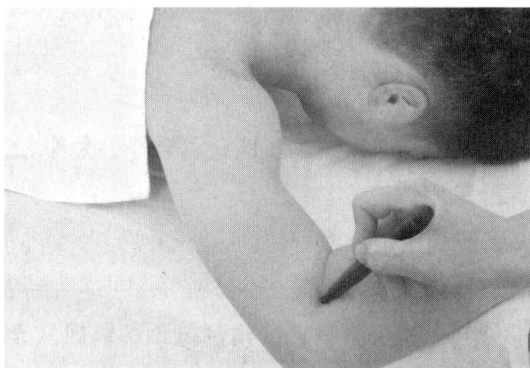

图 2-4-19　点压曲池穴

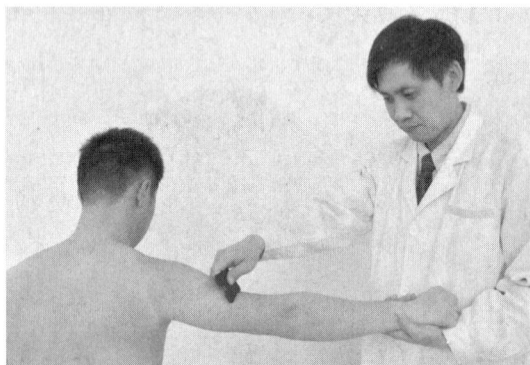

图 2-4-20　砭具摩臂外侧

五、注意事项

（1）积极排查可能引发本症的其他疾病；

（2）注意休息，不能熬夜；

（3）注意保暖，防止冷风刺激；

（4）避免紧张情绪。

第三节 皮肤亚健康

皮肤亚健康是指全身功能处于亚健康状态下，皮肤出现的一些常见异常表现，诸如痤疮、斑疹等等。本节以痤疮为例，来讨论皮肤亚健康的常用保健调理方法。

痤疮是一种以颜面、胸、背等处生丘疹如刺，可挤出白色碎米样粉汁为主要临床表现的皮肤病。青春期痤疮是由于素体阳热偏盛，加上青春期代谢旺盛，营血日渐偏热，血热外壅，气血郁滞，蕴阻肌肤而成；或因过食辛辣肥甘之品，肺胃积热，循经上熏，血随热行，上壅于胸面而发病。成年以后痤疮除了因嗜食辛辣肥甘，或思虑伤脾，致胃肠积热，上蒸头面之外，还由于工作紧张，冲任失调，肝气郁结，日久化热，或肾阴亏虚，病久则气血瘀滞，气机壅滞，外发肌肤所致。

此外近现代许多医家在总结前人经验的基础上，还提出痤疮可能与肾阴不足、湿热、血瘀、痰结、肝郁等因素相关。

一、刮痧调理

1. 取穴及部位
背部夹脊穴、曲池、内庭、手阳明大肠经、小腿部胃经、脾经、督脉、背部膀胱经。

2. 常用体位
一般采用坐位或卧位。

3. 操作
（1）背部　刮拭背部督脉及相平的夹脊穴各10~20次（图2-4-21）；刮拭背部膀胱经循行区域，各刮10~20次。

（2）上肢部　刮拭上肢远端的手阳明大肠经循行区域，每侧刮拭10~20次（图2-4-22），重点刮拭曲池穴，可加点压、按揉3~5秒。

（3）下肢部　刮拭小腿部胃经、脾经循行部位，每侧刮拭10~20次（图2-4-23）。点压、按揉内庭穴3~5秒。

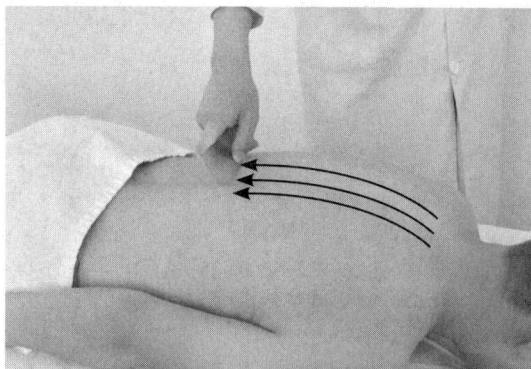

图2-4-21　刮督脉

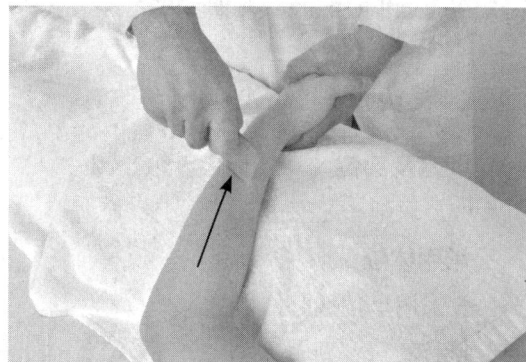

图2-4-22　刮手阳明大肠经

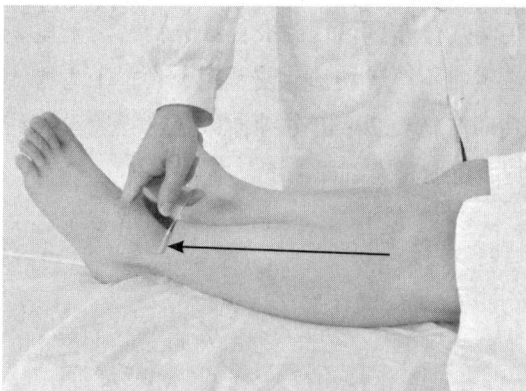

图2-4-23　刮足阳明胃经

二、拔罐调理

1. 取穴及部位
大椎、肺俞、心俞、肝俞穴。

2. 常用体位
一般采用坐位或卧位。

3. 操作

大椎、肺俞、心俞、肝俞穴闪火法闪罐 3~5 次；然后每穴留罐 5~10 分钟（图 2-4-24），皮肤出现微微发红即可。

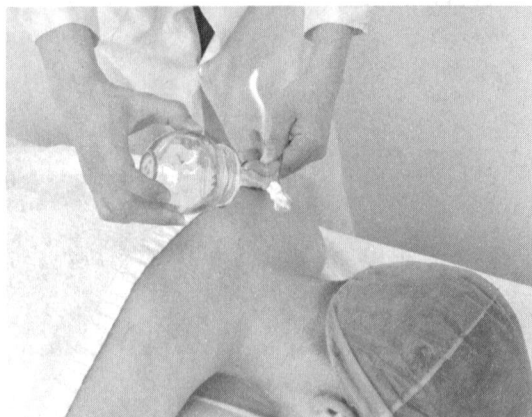

图 2-4-24　大椎穴闪罐

三、艾灸调理

1. 取穴及部位

大椎、风池、足三里、三阴交、血海。

2. 常用体位

一般采用坐位或卧位。

3. 操作

（1）颈背部　艾条温和灸大椎、风池穴，每穴 3~5 分钟，至皮肤红晕为度（图 2-4-25）；或者在两穴分布区域回旋灸 3~5 分钟，灸至皮肤有温热感而不至于灼痛。或者用灸具置于大椎、风池穴部位施灸 20~40 分钟，以温热舒适无灼痛的感觉、皮肤稍有红晕为度。

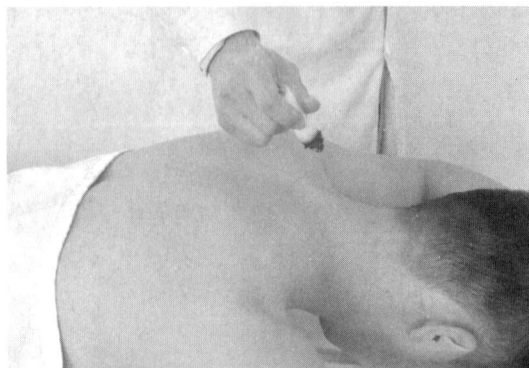

图 2-4-25　温和灸大椎穴

（2）在皮损部用艾条回旋灸 10~15 分钟，灸至皮肤有温热感而不至于灼痛。

（3）下肢部　足三里、三阴交、血海穴进行雀啄灸（图 2-4-26），每穴 3~5 分钟，至局部红晕温热为度。

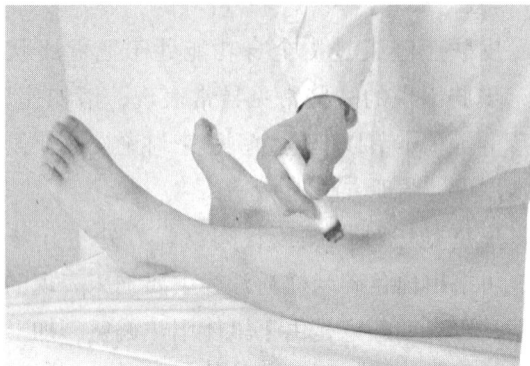

图 2-4-26　雀啄灸足三里穴

四、砭术调理

1. 取穴及部位

印堂、神庭、攒竹、丝竹空、劳宫、风市、背部膀胱经。

2. 常用体位

一般采用坐位或卧位。

3. 操作

（1）头面部　利用砭具的棱或砭具的弓背刮、摩两眉间的印堂穴处，自印堂向上直抹到前发际处的神庭穴止（图 2-4-27），自攒竹沿眉弓，自内向外，经鱼腰至眉梢丝竹空穴止，以皮肤微红为度。

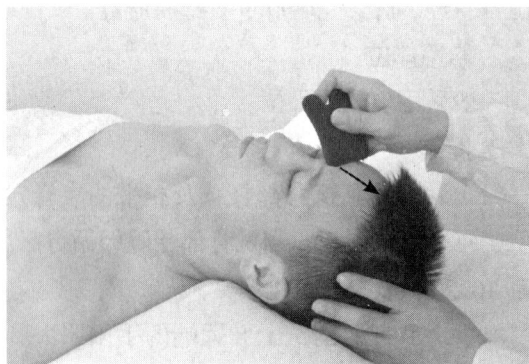

图 2-4-27　刮印堂穴至神庭穴

（2）背部　利用砭具的棱或弓背刮、摩肝胆区、脾胃区（图 2-4-28），以皮肤热透为度。

（3）四肢部　用砭具点压劳宫、风市穴，以局部酸、麻、胀的感觉为度，每穴 3~5 分钟即可。

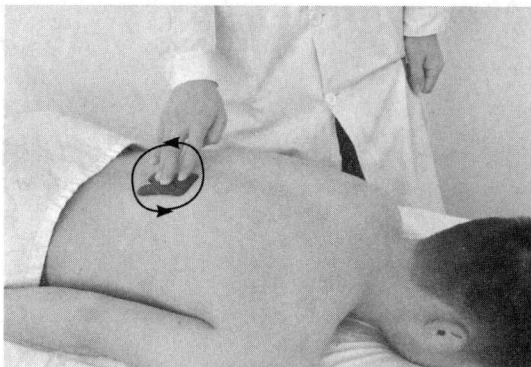

图 2-4-28　摩肝胆区

五、注意事项

（1）饮食要清淡，不要过于油腻；

（2）注意睡眠姿势，避免俯卧或侧卧时挤压面部皮肤；

（3）勿纵欲，戒烟酒，加强体育锻炼；

（4）禁用化妆品及外擦膏剂，避免堵塞毛孔。

第四节　排尿异常

排尿异常又称"尿流异常"，是指由于泌尿系炎症、梗阻、排尿功能障碍所致的排尿次数增多、排尿方式改变、排尿感觉异常等。常见表现有为尿频、尿急、尿痛、尿潴留、尿失禁、漏尿及遗尿等。本节以遗尿为例，介绍排尿异常常见的保健调理方法。

遗尿是指 3 岁以上的小儿在睡眠中不知不觉小便自遗，醒后方觉的亚健康状况，又称"尿床"。遗尿一是由于肾气不足，多为先天肾气不足，下元虚冷所致。二是由于各种原因引起的脾肺虚损，气虚下陷所致。遗尿须及早调理，如迁延日久，就会妨碍儿童的身心健康，影响发育。

3 岁以下儿童，由于脑髓未充，智力未健，正常的排尿习惯尚未养成，而产生的尿床现象不属病理现象。

一、刮痧调理

1. 取穴及部位
华佗夹脊、足太阳膀胱经、肾俞、膀胱俞。

2. 常用体位
一般采用坐位或卧位。

3. 操作
用刮痧板沿颈背部华佗夹脊和膀胱经从上向下沿直线刮拭（图 2-4-29），每侧 10~20 次，刮至皮肤出现潮红、紫红色等痧痕，或出现粟粒状、丘疹样斑点为度；重点刮拭肾俞、膀胱俞穴，各点压按揉 3~5 秒。

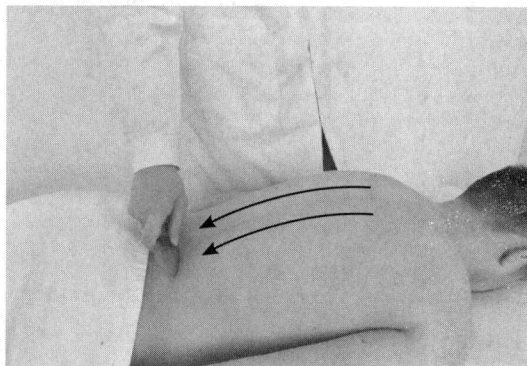

图 2-4-29　刮膀胱经

二、拔罐调理

1. 取穴及部位
肾俞、膀胱俞穴。

2. 常用体位
一般采用坐位或卧位。

3. 操作
肾俞、膀胱俞穴闪火法闪罐 3~5 次，以皮肤潮红、充血或瘀血为度（图 2-4-30）；然后每穴留罐 5~10 分钟，皮肤出现微微发红即可。起罐后，沿着脊柱两旁肌肉上下往返走罐 3~5 遍（图 2-4-31），以皮肤微微发红为度。

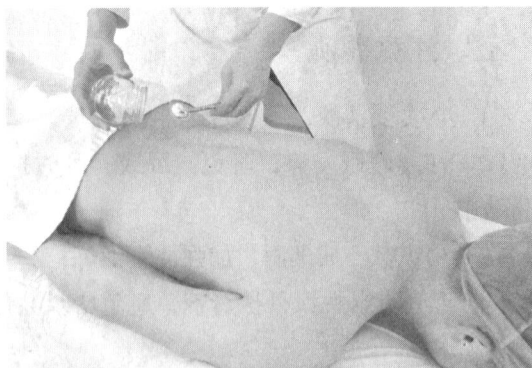

图 2-4-30 肾俞穴闪罐

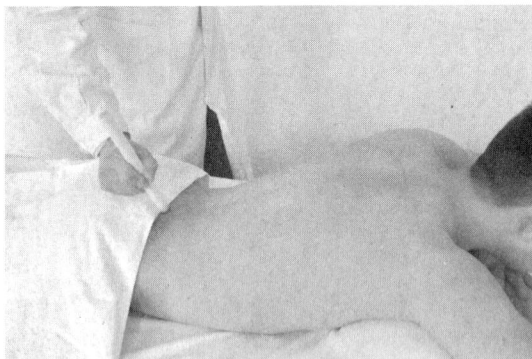

图 2-4-32 温和灸肾俞穴

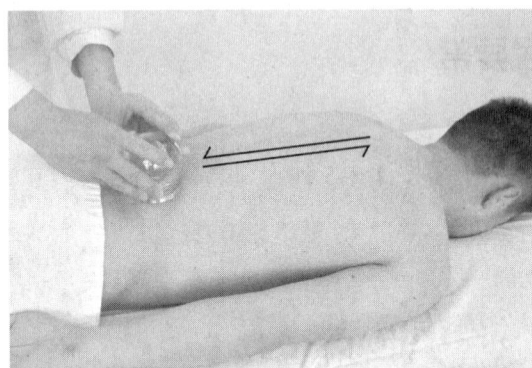

图 2-4-31 背部走罐

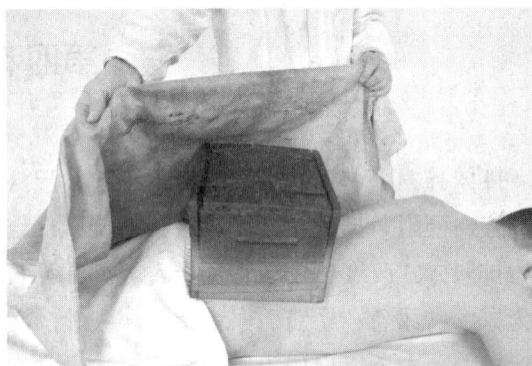

图 2-4-33 灸具灸肾俞、膀胱俞穴

三、艾灸调理

1.取穴及部位

肾俞、膀胱俞、关元、中极、神阙、三阴交。

2.常用体位

一般采用坐位或卧位。

3.操作

（1）背部 艾条温和灸肾俞、膀胱俞穴 3~5 分钟，至皮肤红晕为度（图 2-4-32）；或者在肾俞、膀胱俞穴分布区域回旋灸 3~5 分钟，灸至皮肤有温热感而不至于灼痛。或者用灸具置于肾俞、膀胱俞穴部位施灸 20~40 分钟，以温热舒适无灼痛的感觉、皮肤稍有红晕为度（图 2-4-33）。

（2）腹部 艾条温和灸关元、中极、神阙穴 3~5 分钟，至皮肤红晕为度（图 2-4-34）。或者在神阙、关元、中极穴分布区域回旋灸 3~5 分钟，灸至皮肤有温热感而不至于灼痛（图 2-4-35）。或者用灸具置于关元穴部位施灸 20~40 分钟，以温热舒适无灼痛的感觉、皮肤稍有红晕为度。

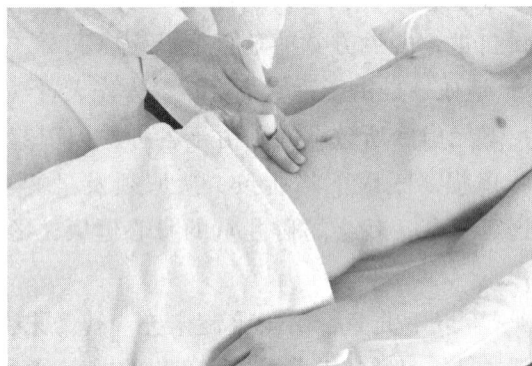

图 2-4-34 温和灸关元穴

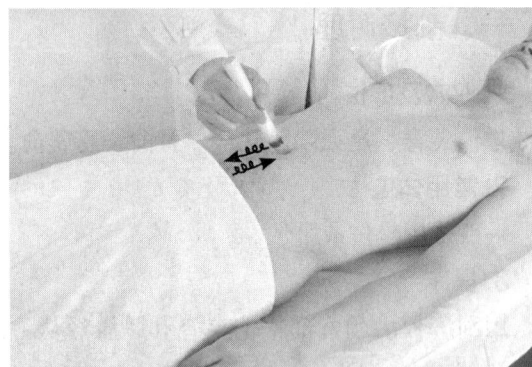

图 2-4-35 回旋灸神阙至中极穴

（3）下肢部 艾条温和灸三阴交穴 3~5 分钟，

至皮肤红晕为度（图 2-4-36）；或者在三阴交穴分布区域回旋灸 3~5 分钟，灸至皮肤有温热感而不至于灼痛。或者用灸具置于三阴交穴部位施灸20~40 分钟，以温热舒适无灼痛的感觉、皮肤稍有红晕为度。

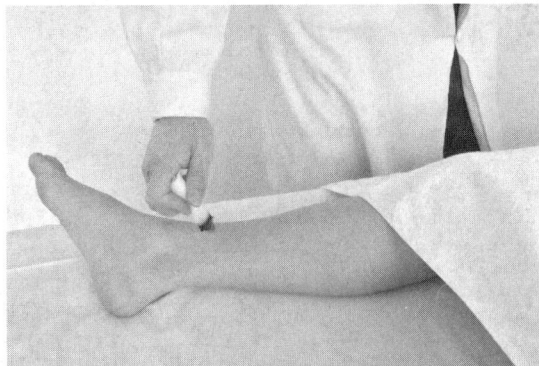

图 2-4-36　温和灸三阴交穴

四、砭术调理

1. 取穴及部位

肾俞、膀胱俞、尺泽、足三里、三阴交。

2. 常用体位

一般采用坐位或卧位。

3. 操作

（1）腰背部　在肾俞、膀胱俞连成的区域，利用砭具的棱或弓背刮、摩（图 2-4-37），以皮肤微红为度。然后将砭具置于肾俞、膀胱俞处固定 1 小时以上，以不刺破皮肤，能够耐受为度，尽量出现酸、麻、胀的得气感（图 2-4-38）。

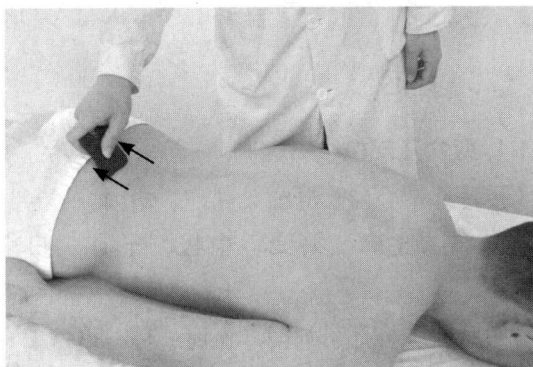

图 2-4-37　刮肾俞至膀胱俞

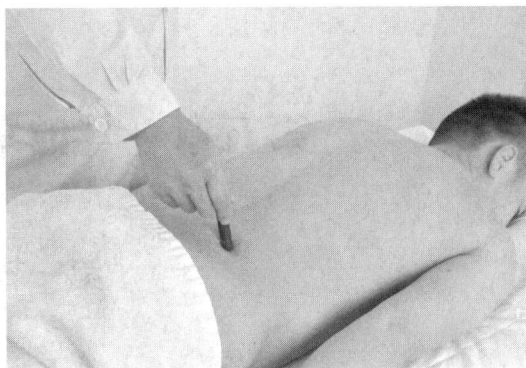

图 2-4-38　守肾俞穴

（2）四肢部　用砭具点压尺泽、足三里、三阴交穴，以局部酸、麻、胀的感觉为度（图 2-4-39），每穴 3~5 分钟即可。

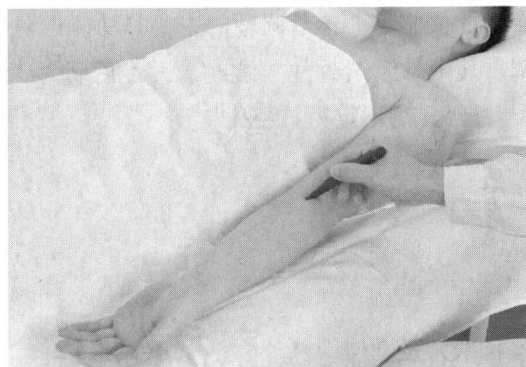

图 2-4-39　点压尺泽穴

五、注意事项

（1）避免小儿精神过度紧张，加以安慰；

（2）保证睡眠，睡前避免饮水过量；

（3）加强训练，定时唤醒排尿；

（4）避免贪玩、过度疲劳。

第五章　其他复杂亚健康状态调理

第一节　月经不调

月经不调是妇科常见病，表现为月经周期或出血量的异常，或月经前、经期时的腹痛及全身症状。病因可能是器质性病变或功能失常。器质性病变如卵巢肿瘤、子宫肌瘤等均可引起月经不调。而情绪异常、寒冷刺激等因素导致的月经不调属功能失常型。本节调理的主要是功能性月经不调。其中月经先期为"经早"，月经后期为"经迟"，月经先后不定为"经乱"。

一、刮痧调理

（一）经早

1. 取穴及部位

腰背部：肝俞、脾俞、肾俞、次髎。

腹部：气海、关元、子宫。

下肢部：水泉、太溪、地机、隐白、三阴交、太冲、足三里。

2. 常用体位

一般采用坐位或卧位。

3. 操作

（1）腰背部　用刮痧板沿腰背部膀胱经从上向下沿直线刮拭，每侧 10~20 次（图 2-5-1），刮至皮肤出现潮红、紫红色等痧痕，或出现粟粒状、丘疹样斑点为度；重点刮拭肝俞、脾俞、肾俞、次髎穴，各点压按揉 3~5 秒。

（2）腹部　气海、关元、子宫穴刮拭 10~20 次（图 2-5-2），可点压按揉气海、关元、子宫穴 3~5 秒。

（3）下肢部　水泉、太溪、地机、隐白、三阴交、太冲、足三里刮拭 10~20 次，每穴可点压按揉 3~5 秒。

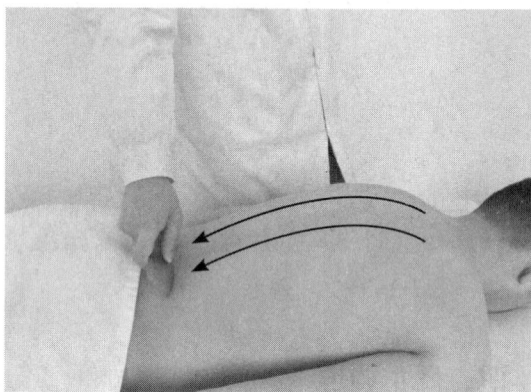

图 2-5-1　刮足太阳膀胱经

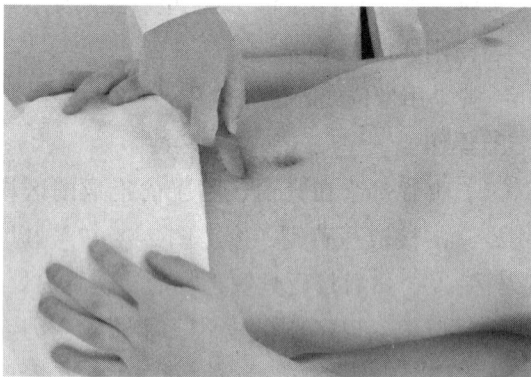

图 2-5-2　刮气海穴

（二）经迟

1. 取穴及部位

腰背部：心俞、肝俞、脾俞、命门。

腹部：气海、关元、中极、子宫、归来、四满。

四肢部：公孙、神门、血海、足三里。

2. 常用体位

一般采用坐位或卧位。

3. 操作

（1）腰背部　用刮痧板沿腰背部膀胱经和督脉从上向下沿直线刮拭（图 2-5-3），每侧 10~20

次，刮至皮肤出现潮红、紫红色等痧痕，或出现粟粒状、丘疹样斑点为度；重点刮拭心俞、肝俞、脾俞、命门穴，各点压按揉3~5秒。

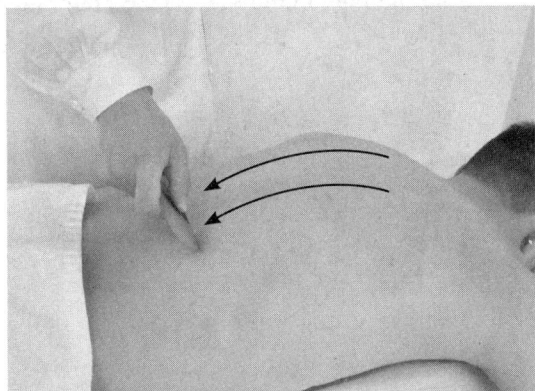

图 2-5-3　刮足太阳膀胱经

（2）腹部　气海、关元、中极、子宫、归来、四满穴刮拭 10~20 次，可点压按揉气海、关元、中极、子宫、归来、四满穴 3~5 秒。

（3）四肢部　公孙、神门、血海、足三里刮拭 10~20 次，可点压按揉公孙、神门、血海、足三里穴 3~5 秒。

（三）经乱

1. 取穴及部位

腰背部：肝俞、肾俞、命门、次髎。

腹部：关元、气海、子宫、中极。

四肢部：血海、三阴交、公孙、蠡沟、太冲、交信、太溪。

2. 常用体位

一般采用坐位或卧位。

3. 操作

（1）腰背部　用刮痧板沿腰背部膀胱经和督脉从上向下沿直线刮拭，每侧 10~20 次（图 2-5-4），刮至皮肤出现潮红、紫红色等痧痕，或出现粟粒状、丘疹样斑点为度；重点刮拭肝俞、肾俞、命门、次髎穴，各点压按揉 3~5 秒。

（2）腹部　关元、气海、子宫、中极刮拭 10~20 次，每穴可点压按揉 3~5 秒。

（3）四肢部　血海、三阴交、公孙、蠡沟、太冲、交信、太溪穴刮拭 10~20 次，每穴可点压按揉 3~5 秒。

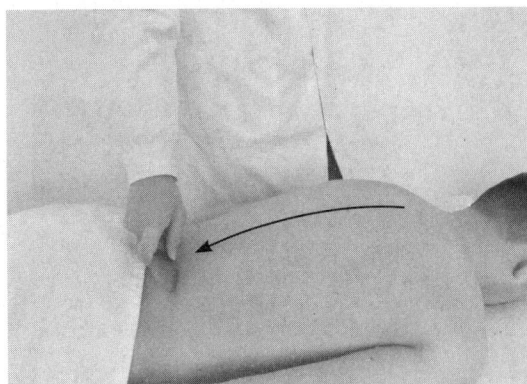

图 2-5-4　刮督脉

二、拔罐调理

1. 取穴及部位

肾俞、脾俞、肝俞、气海、三阴交。

2. 常用体位

一般采用坐位或卧位。

3. 操作

（1）腰背部　肾俞、脾俞、肝俞穴闪罐 3~5 次，以皮肤潮红、充血或瘀血为度（图 2-5-5）；然后每穴留罐 5~10 分钟，皮肤出现微微发红即可；起罐后，沿着脊柱两旁肌肉上下往返走罐 3~5 遍，以皮肤微微发红为度（图 2-5-6）。

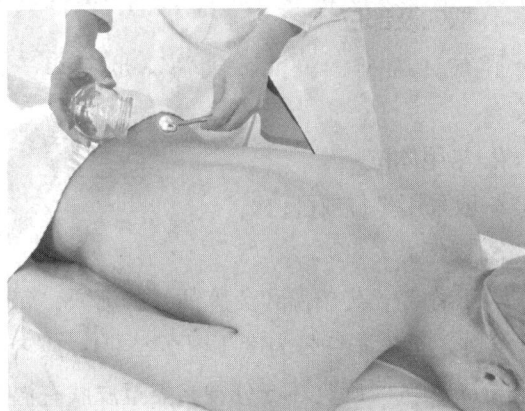

图 2-5-5　肾俞闪罐

（2）腹部　气海穴闪罐 3~5 次，以皮肤潮红、充血或瘀血为度（图 2-5-7），然后留罐 5~10 分钟，皮肤出现微微发红即可。

（3）下肢部　三阴交穴闪罐 3~5 次，以皮肤潮红、充血或瘀血为度，然后留罐 5~10 分钟，皮肤出现微微发红即可。

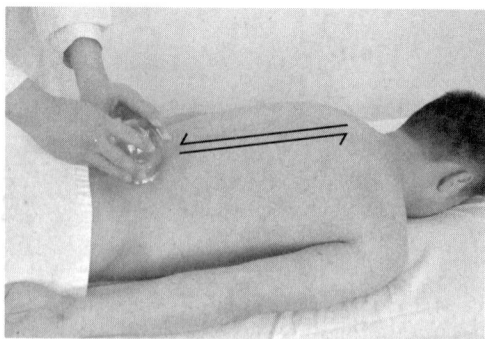

图 2-5-6　背部走罐

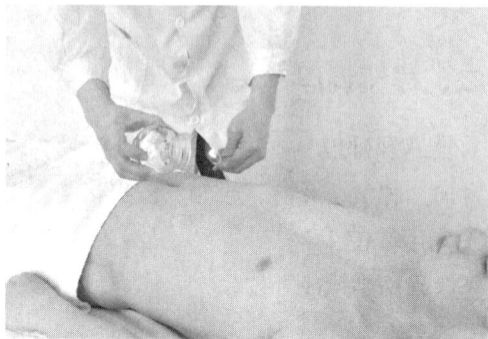

图 2-5-7　腹部闪罐

三、艾灸调理

（一）月经先期

1. 取穴及部位

脾俞、膈俞、关元、气海、足三里、三阴交。

2. 常用体位

一般采用坐位或卧位。

3. 操作

（1）背部　艾条温和灸脾俞、膈俞穴，每穴3~5分钟，至皮肤红晕为度（图2-5-8）；或者在两穴分布区域回旋灸3~5分钟，灸至皮肤有温热感而不至于灼痛。或者用灸具置于脾俞、膈俞穴部位施灸20~40分钟，以温热舒适无灼痛的感觉、皮肤稍有红晕为度。

（2）腹部　在关元、气海穴间进行平行往返移动回旋灸10~15分钟，灸至皮肤有温热感而不至于灼痛（图2-5-9），再重点灸关元、气海穴约15~20分钟，至局部红晕温热为度；然后用灸具置于小腹部施灸20~40分钟，以温热舒适无灼痛的感觉、皮肤稍有红晕为度（图2-5-10）。

（3）下肢部　艾条温和灸足三里、三阴交穴，每穴3~5分钟，至皮肤红晕为度（图2-5-11）。

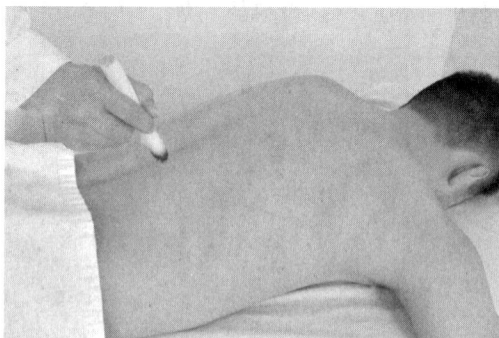

图 2-5-8　温和灸脾俞

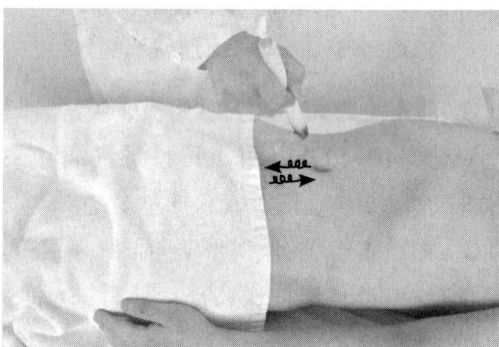

图 2-5-9　回旋灸关元至气海穴

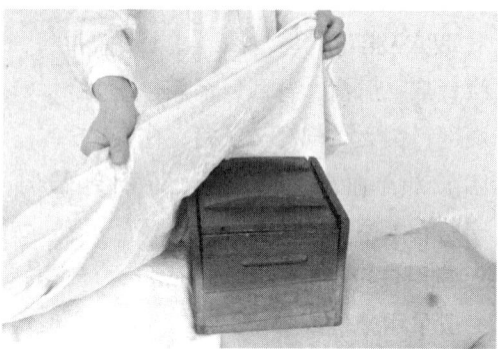

图 2-5-10　灸具灸小腹部

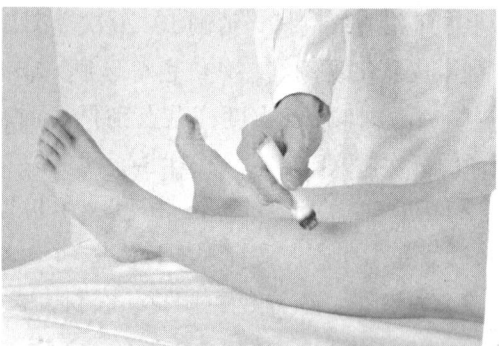

图 2-5-11　温和灸足三里穴

（二）月经后期

1. 取穴及部位

气海、归来、关元、子宫、神阙、足三里、血海、太冲。

2. 常用体位

一般采用坐位或卧位。

3. 操作

（1）腹部 艾条温和灸气海、归来、关元、子宫、神阙穴，每穴 3~5 分钟，至皮肤红晕为度（图 2-5-12），然后用灸具置于小腹部施灸 20~40 分钟，以温热舒适无灼痛的感觉、皮肤稍有红晕为度。

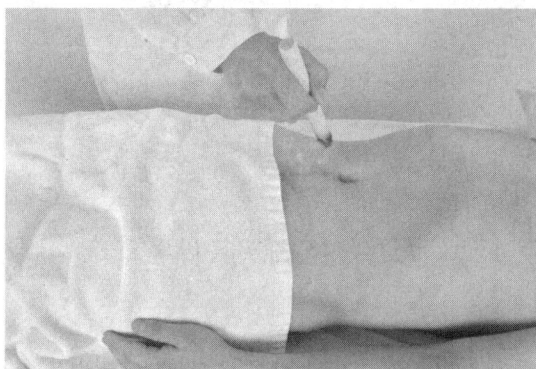

图 2-5-12 温和灸气海穴

（2）下肢部 艾条温和灸足三里、血海、太冲穴（图 2-5-13），每穴 3~5 分钟，至皮肤红晕为度。

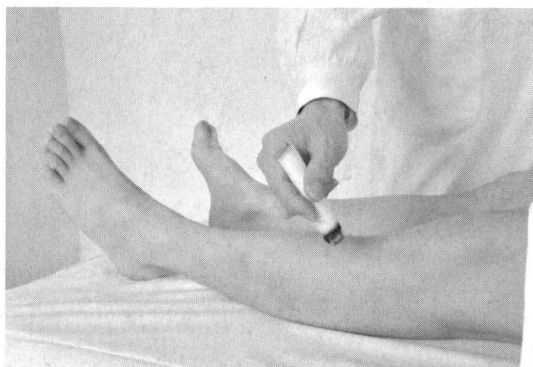

图 2-5-13 温和灸足三里穴

（三）月经先后无定期

1. 取穴及部位

肝俞、肾俞、关元、期门、任脉、三阴交、太冲、太溪。

2. 常用体位

一般采用坐位或卧位。

3. 操作

（1）背部 艾条温和灸肝俞、肾俞穴，每穴 3~5 分钟，至皮肤红晕为度（图 2-5-14）；或者在两穴分布区域回旋灸 3~5 分钟，灸至皮肤有温热感而不至于灼痛。或者用灸具置于肝俞、肾俞穴部位施灸 20~40 分钟，以温热舒适无灼痛的感觉、皮肤稍有红晕为度。

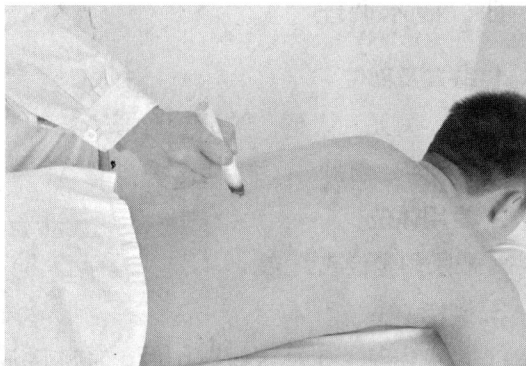

图 2-5-14 温和灸肝俞穴

（2）腹部 艾条温和灸关元、期门穴，每穴 3~5 分钟，至皮肤红晕为度（图 2-5-15），然后用灸具置于小腹部施灸任脉 20~40 分钟，以温热舒适无灼痛的感觉、皮肤稍有红晕为度。

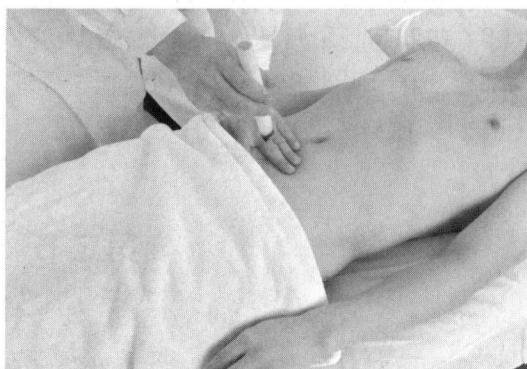

图 2-5-15 温和灸关元穴

（3）下肢部 艾条温和灸三阴交、太冲、太溪穴，每穴 3~5 分钟，至皮肤红晕为度（图 2-5-16）。

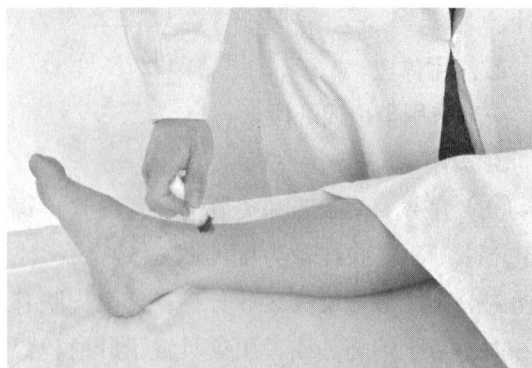

图 2-5-16 温和灸三阴交穴

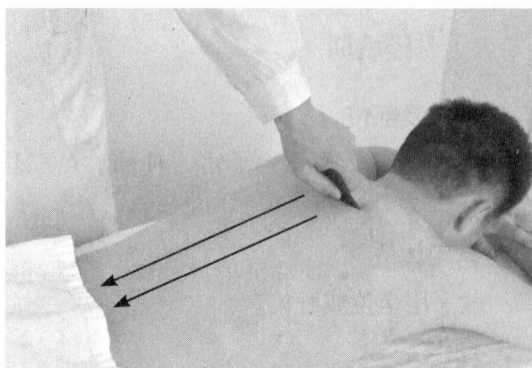

图 2-5-17 砭具刮摩足太阳膀胱经

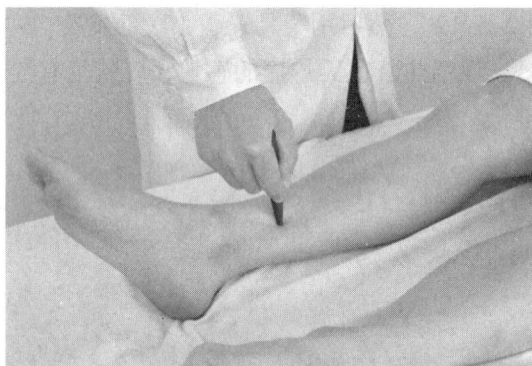

图 2-5-18 点压三阴交穴

四、砭术调理

1. 取穴及部位

气海、关元、天枢、神阙、血海、三阴交、足太阳膀胱经、督脉。

2. 常用体位

一般采用坐位或卧位。

3. 操作

（1）肩背部　在足太阳膀胱经、督脉区域，利用砭具的棱或砭具的弓背刮、摩，以皮肤微红为度（图 2-5-17），然后将砭具置于背部俞穴处固定 1~2 小时，以不刺破皮肤，能够耐受为度，尽量出现酸、麻、胀的得气感。

（2）胸腹部　将砭具置于气海、关元、天枢、神阙固定 1~2 小时，以不刺破皮肤，能够耐受为度，尽量出现酸、麻、胀的得气感。

（3）四肢部　用砭具点压血海、三阴交穴，以局部酸、麻、胀的感觉为度，每穴 3~5 分钟即可（图 2-5-18）。

五、注意事项

（1）清淡易消化食物，少食辛辣，有刺激性的食物；

（2）建立良好的生活习惯并保持适量运动；

（3）经期剧烈运动，减轻体力劳动；

（4）调畅情志，避免忧思郁怒等不良精神因素的刺激。

第二节　性功能亚健康

性功能亚健康多由于神经系统、生殖系统、内分泌系统或精神心理方面发生异常变化，出现性功能障碍，影响正常性生活质量。男性主要表现为阳痿、遗精、早泄等；女性表现为性欲障碍和高潮障碍。少数是由器质性病变引起，如生殖器畸形、生殖器损伤及睾丸疾病等；绝大多数是由神经功能、精神心理因素、不良嗜好及疾病等所致，如神经衰弱、手淫、房事过度、生殖腺功能不全、糖尿病、临时饮酒、过量吸烟、某些慢性虚弱性疾病及服用某些药物等。多因肾气亏耗致命门火衰；或因思虑忧郁，损伤心脾；或因伤于恐惧，使肾气不振；或因湿热下注，宗筋弛纵所致。

一、刮痧调理

1. 取穴及部位

心俞、胆俞、肾俞、命门、志室、八髎、足三里、三阴交、太溪，厥阴经上肢部分，任脉胸腹部分。

2. 常用体位

一般采用坐位或卧位。

3. 操作

（1）颈背部　用刮痧板沿腰部膀胱经循行从上到下直线刮法，每侧 10~20 次即可，刮至皮肤出现潮红、紫红色等痧痕，或出现粟粒状、丘疹样斑点为度；重点刮拭心俞、胆俞、肾俞、命门、志室、八髎穴（图 2-5-19），各点压按揉 3~5 秒。

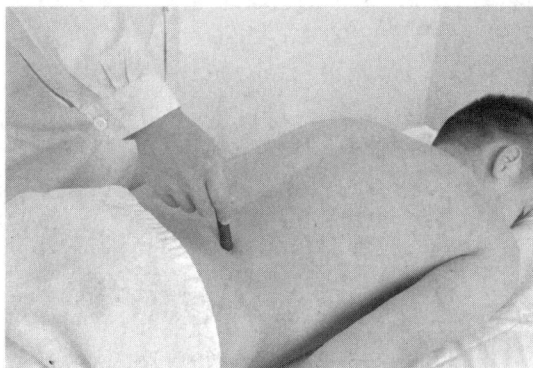

图 2-5-19　点压按揉肾俞穴

（2）胸腹部　从膻中至关元穴直线刮拭 10~20 次（图 2-5-20），可点压按揉膻中、关元穴 3~5 秒。

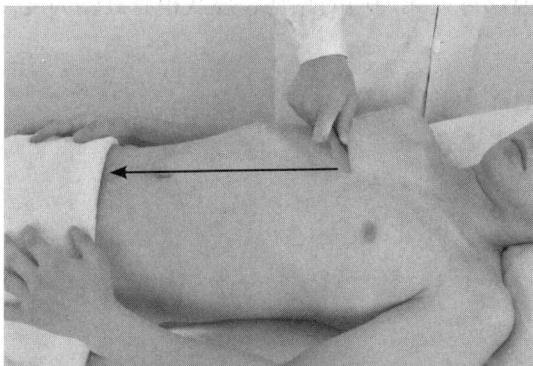

图 2-5-20　刮膻中至关元穴

（3）上肢部　内关、神门穴刮拭 10~20 次，可点压按揉内关、神门穴 3~5 秒（图 2-5-21）。

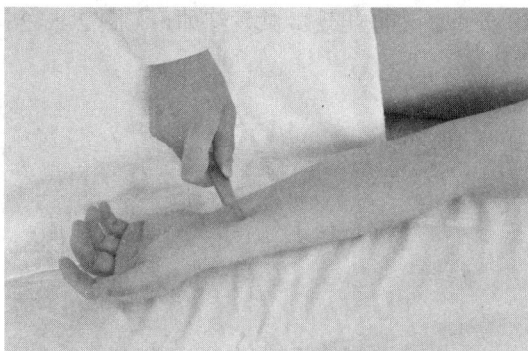

图 2-5-21　刮内关穴

（4）下肢部　沿下肢从上向下直线刮拭（图 2-5-22），每侧刮拭 10~20 次。可点压按揉足三里、三阴交、太溪穴 3~5 秒。

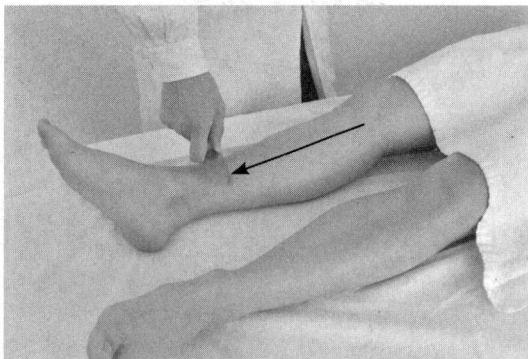

图 2-5-22　刮下肢

二、拔罐调理

1. 取穴及部位

肾俞、肝俞、关元、气海、阴陵泉、三阴交穴，脾经下肢部分。

2. 常用体位

一般采用坐位或卧位。

3. 操作

（1）颈背部　肾俞、肝俞穴闪火法闪罐 3~5 次，以皮肤潮红、充血或瘀血为度（图 2-5-23）；然后每穴留罐 5~10 分钟，皮肤出现微微发红即可。起罐后，沿着脊柱两旁肌肉上下往返走罐 3~5 遍，以皮肤微微发红为度（图 2-5-24）。

（2）腹部　关元、气海穴闪罐 3~5 次，以皮肤潮红、充血或瘀血为度（图 2-5-25），然后每穴留罐 5~10 分钟，皮肤出现微微发红即可。

（3）下肢部　阴陵泉、三阴交穴闪罐 3~5 次，以皮肤潮红、充血或瘀血为度，然后每穴留罐

5~10分钟，皮肤出现微微发红即可（图2-5-26）。

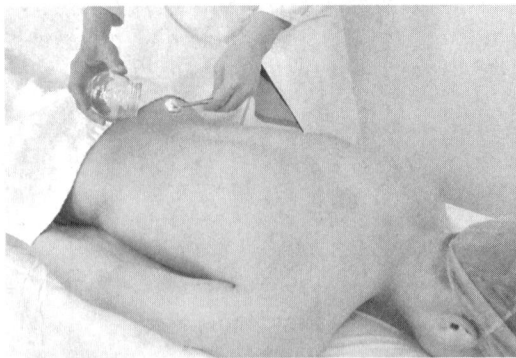

图2-5-23　肾俞闪罐

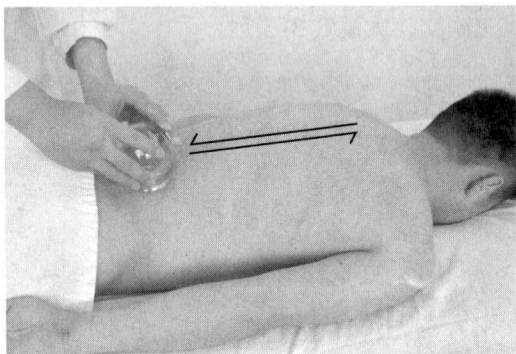

图2-5-24　背部走罐

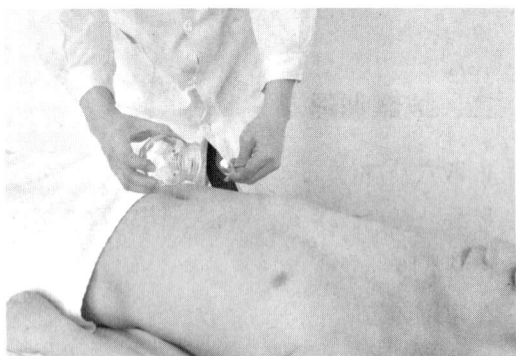

图2-5-25　腹部闪罐

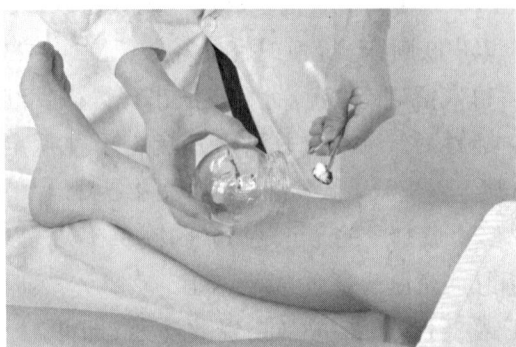

图2-5-26　阴陵泉穴闪罐

三、艾灸调理

1. 取穴及部位

命门、肾俞、志室、关元、气海、复溜、三阴交、太溪，肾经下肢部分。

2. 常用体位

一般采用坐位或卧位。

3. 操作

（1）腰背部　艾条温和灸命门、肾俞、志室穴，每穴3~5分钟，至皮肤红晕为度（图2-5-27）；或者在三穴分布区域回旋灸3~5分钟，灸至皮肤有温热感而不至于灼痛。或者用灸具置于命门、肾俞、志室穴部位施灸20~40分钟，以温热舒适无灼痛的感觉、皮肤稍有红晕为度。

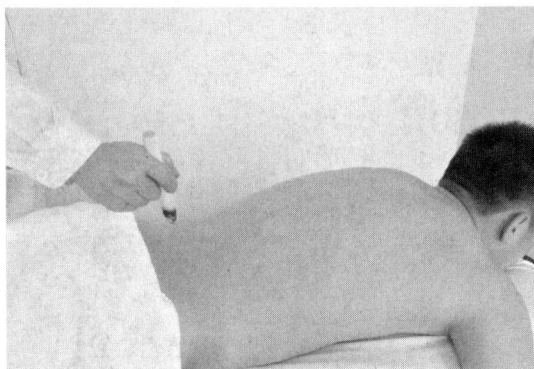

图2-5-27　温和灸命门穴

（2）胸腹部　在关元、气海穴间进行平行往返移动，回旋灸10~15分钟（图2-5-28），再重点灸关元、气海穴15~20分钟，至局部红晕温热为度，然后用灸具置于小腹部施灸20~40分钟，以温热舒适无灼痛的感觉、皮肤稍有红晕为度。

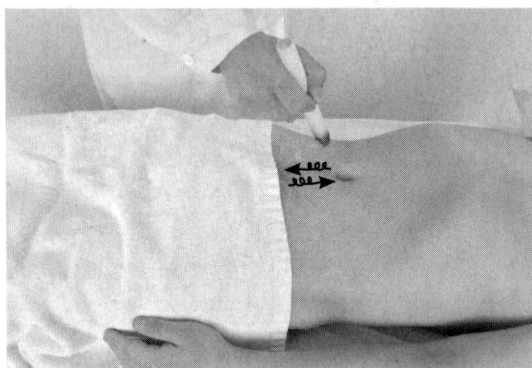

图2-5-28　回旋灸关元至气海穴

（3）下肢部　艾条温和灸复溜、三阴交、太溪穴，每穴 3~5 分钟，至皮肤红晕为度（图 2-5-29）；或者在三穴分布区域回旋灸 3~5 分钟，灸至皮肤有温热感而不至于灼痛。

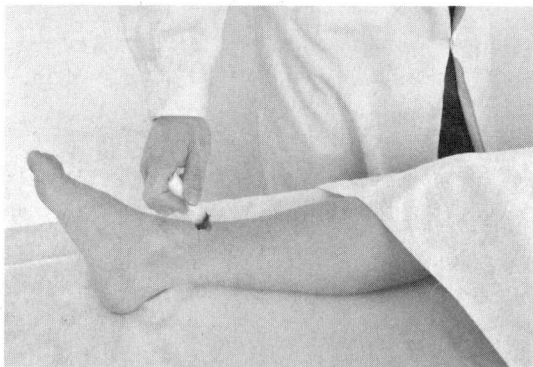

图 2-5-29　温和灸三阴交穴

四、砭术调理

1. 取穴及部位

心俞、肾俞、命门、神阙、关元、内关、三阴交、足三里，脾胃经下肢部分。

2. 常用体位

一般采用坐位或卧位。

3. 操作

（1）腰背部　在腰背部足太阳膀胱经区域，利用砭具的棱或弓背刮、摩，以皮肤微红为度（图 2-5-30）。然后将砭具置于背部心俞、肾俞、命门穴处固定 1 小时以上，以不刺破皮肤，能够耐受为度，尽量出现酸、麻、胀的得气感（图 2-5-31）。

（2）胸腹部　将砭具置于神阙、关元穴固定 1 小时以上，以不刺破皮肤，能够耐受为度，尽量出现酸、麻、胀的得气感（图 2-5-32）。

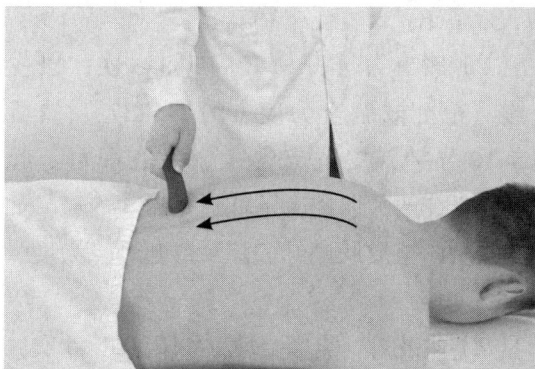

图 2-5-30　刮足太阳膀胱经

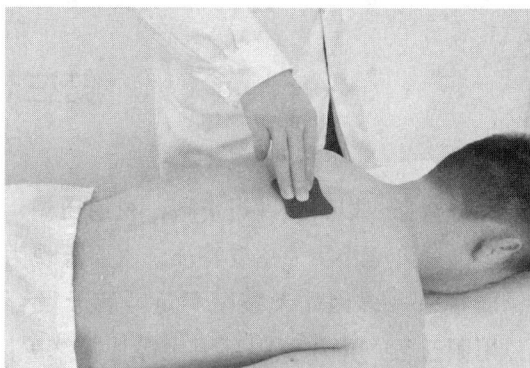

图 2-5-31　守心俞穴

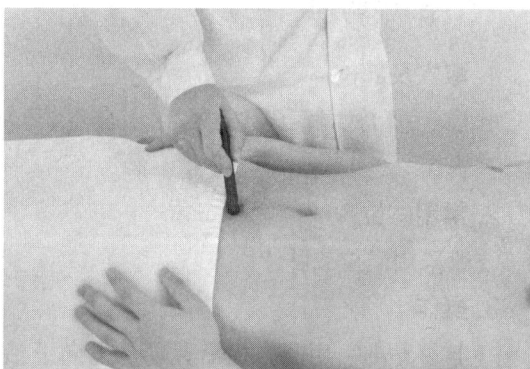

图 2-5-32　守关元穴

（3）四肢部　用砭具点压内关、三阴交、足三里穴，以局部酸、麻、胀的感觉为度，每穴 3~5 分钟即可（图 2-5-33）。

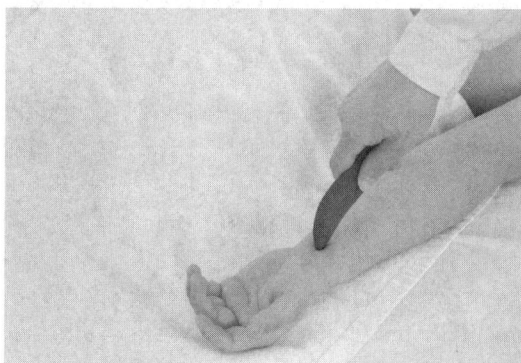

图 2-5-33　点压内关穴

五、注意事项

（1）平日需注重起居及房事养生规律，同时要戒烟戒酒；

（2）戒除手淫等不良习惯，调理期间禁止房事；

（3）加强体育锻炼，增强体质；

（4）减轻其紧张心理和悲观情绪，树立信心。

第三节　视力减退

视力减退，以看"视近清晰，视远模糊，视物昏渺，视野变小"为主要特征，主要表现为近视、弱视等，多因先天禀赋不足，后天发育不良，用眼过度，不注意眼部卫生等使目络瘀阻，目失所养而致。多发生于青少年。

一、刮痧调理

1.取穴及部位

肝俞、攒竹、瞳子髎、承泣、合谷、足三里、三阴交。

2.常用体位

一般采用坐位或卧位。

3.操作

（1）腰背部　用刮痧板沿背部从上向下沿直线刮拭，重点在腰背部，每侧10~20次（图2-5-34），刮至皮肤出现潮红、紫红色等痧痕，或出现粟粒状、丘疹样斑点为度；重点刮拭肝俞穴，点压按揉3~5秒。

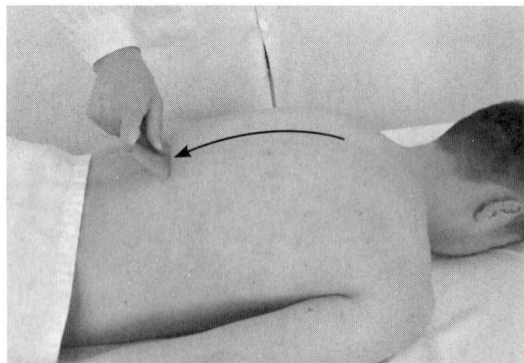

图 2-5-34　刮腰背部

（2）头面部　攒竹、瞳子髎、承泣穴刮拭10~20次(图2-5-35)，可点压按揉攒竹、瞳子髎、承泣穴3~5秒。

（3）四肢部　合谷、足三里、三阴交穴各点压按揉3~5秒（图2-5-36）。

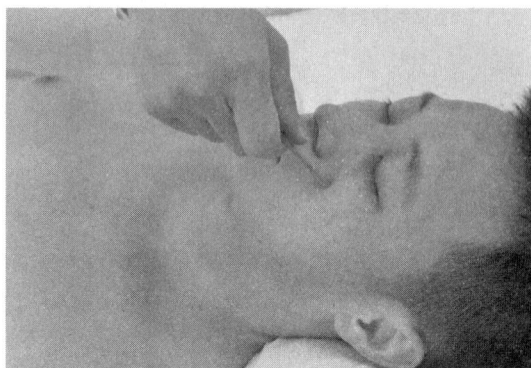

图 2-5-35　刮承泣穴

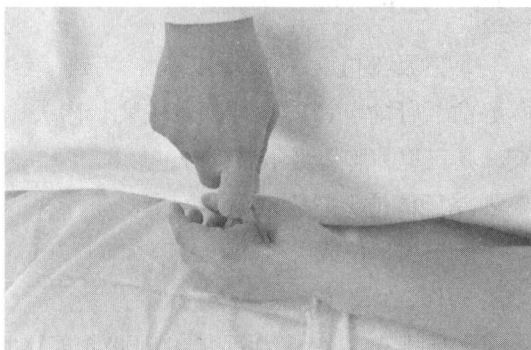

图 2-5-36　点压合谷穴

二、拔罐调理

1.取穴及部位

肝俞、合谷、太冲、太阳、攒竹、睛明、四白。

2.常用体位

一般采用坐位或卧位。

3.操作

（1）腰背部　肝俞穴闪罐3~5次，以皮肤潮红、充血或瘀血为度（图2-5-37），然后留罐5~10分钟，皮肤出现微微发红即可。起罐后，沿脊柱两旁肌肉上下往返走罐3~5遍，如此反复数次，至皮肤潮红、深红或起痧点为度（图2-5-38）。

（2）四肢部　合谷、太冲穴闪罐3~5次，以皮肤潮红、充血或瘀血为度，然后每穴留罐5~10分钟，皮肤出现微微发红即可。

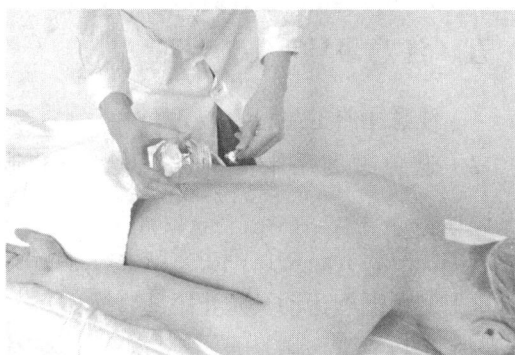

图 2-5-37 肝俞闪罐

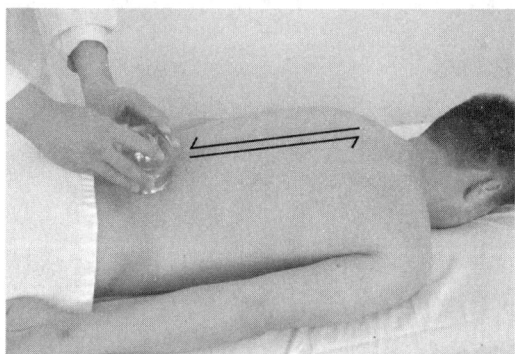

图 2-5-38 背部走罐

（3）头面部 太阳穴闪火法闪罐 3~5 次，以皮肤潮红、充血或瘀血为度（图 2-5-39），然后每穴留罐 5~10 分钟，皮肤出现微微发红即可。点按攒竹、睛明、四白，以酸痛为度。

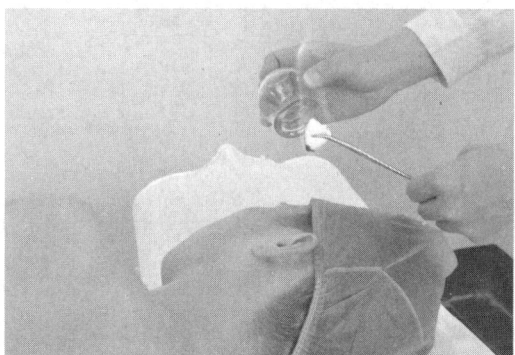

图 2-5-39 太阳穴闪罐

三、艾灸调理

1.取穴及部位

睛明、攒竹、瞳子髎、四白、行间、太冲、光明。

2.常用体位

一般采用坐位或卧位。

3.操作

（1）头面部 在睛明、攒竹、瞳子髎、四白穴间进行回旋灸，施灸 10~15 分钟，灸至皮肤有温热感而不至于灼痛。

（2）下肢部 雀啄灸行间、太冲、光明穴，每穴 3~5 分钟，至局部红晕温热为度。

四、砭术调理

1.取穴及部位

头面部：睛明、四白、光明、攒竹、丝竹空、太阳、百会、头维。

颈肩部：风池、风府、肩井、大椎。

2.常用体位

一般采用坐位或卧位。

3.操作

（1）头面部 用砭具点压睛明、四白、光明、攒竹、丝竹空、太阳、百会、头维穴（图 2-5-40），以局部酸、麻、胀的感觉为度，每穴 3~5 分钟即可。利用砭具的棱或砭具的弓背沿攒竹、鱼腰、丝竹空、太阳，睛明、四白、太阳（图 2-5-41），呈"∞"字形缓缓刮揉眼周组织，以皮肤微红为度。

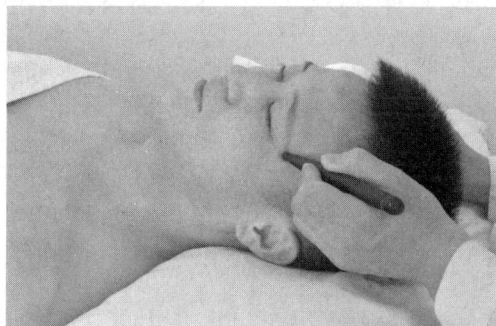

图 2-5-40 点压丝竹空穴

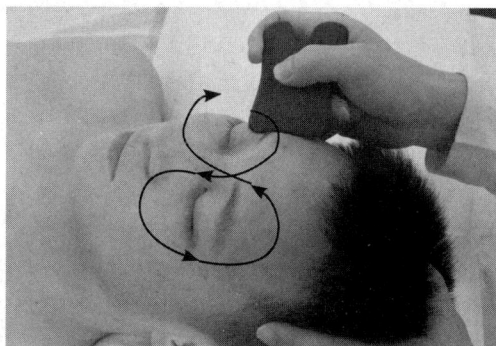

图 2-5-41 砭具刮眼周诸穴

（2）颈肩部　利用砭具的棱或弓背刮摩风池、风府、肩井、大椎穴（图2-5-42），以皮肤微红为度。然后将砭具置于风池、风府、肩井、大椎处固定1~2小时，以不刺破皮肤，能够耐受为度，尽量出现酸、麻、胀的得气感。

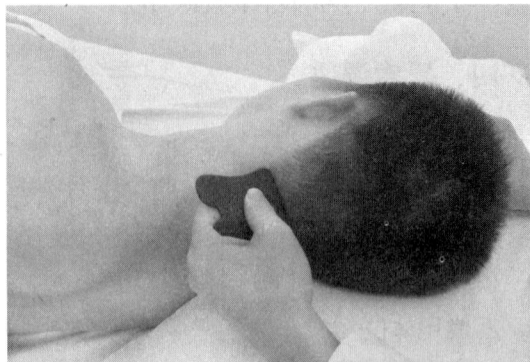

图 2-5-42　砭具刮风池穴

五、注意事项

（1）注意用眼卫生；

（2）避免过度用眼，坐姿正确，防止眼睛疲劳；

（3）注意营养，避免维生素缺乏；

（4）避免剧烈运动及防止眼部碰撞；

（5）保持心情舒畅。

第六章　保健调理后调理指导

第一节　运动调理的个性化方案制定

一、不同体质的运动调理

在日常保健调理中，人们应该注意自己的个人体质，根据个人的情况来调节身体。日常的运动锻炼应遵循一定的原则，否则不仅达不到锻炼的目的，反而会对身体造成损伤。首先，运动应当掌握养生要领，调心、调息，做到精神专注、呼吸均匀，使得内外和谐、气血周流；第二，运动量要适度，不宜过量，尤其是老年人，即便是身体健壮也不要做过于剧烈的运动，以传统的太极拳、八段锦、气功、快走为佳；第三，运动应当持之以恒，坚持不懈。

1. 阴阳平和质

阴阳平和质是功能较协调的体质。具有这种体质的人，其身体强壮，胖瘦适度，或虽胖而不臃滞，虽瘦而有精神；其面色与肤色虽有五色之偏，但都明润含蓄，目光有神，性格随和、开朗，食量适中，二便调畅，对自身调节和对外适应能力强。

阴阳平和质可以通过运动保持和加强现有的良好状态，使体质水平得到进一步的提高。中医运动健身是在"天人合一"整体观的指导下进行的，需按照时令节气的阴阳变化规律，选择运用相应的运动健身方法进行锻炼。一般而言，要符合"春夏养阳，秋冬养阴"的原则，应遵循春生、夏长、秋收、冬藏的物候规律。

春天，人体脏腑的阳气开始生发。锻炼地点应选择空气新鲜之处，如公园、广场、庭院、湖畔、河边、山坡等地，进行打拳、做操等，形式不拘，取己所好，尽量多活动，以适应春季阳气升发之性。

夏天，由于气温高，湿度大，运动锻炼最好在清晨或傍晚较凉爽时进行，锻炼项目以散步、慢跑、太极拳、广播操、游泳、旅游、垂钓等为好，夏天不宜做过于剧烈的运动，以免大汗淋漓，损伤阳气。

金秋时节，天高气爽，是运动锻炼的好时节，可根据个人的具体情况选择不同锻炼项目。例如，野外锻炼可选择旅游登高；练导引功，可选择六字诀里的"下"字功、呼吸操、健鼻功等，使阴精阳气都处在收敛内养状态，有保肺强身之功效。

冬天虽寒，但仍要持之以恒进行自身锻炼。俗话说："冬天动一动，少闹一场病；冬天懒一懒，多喝药一碗。"冬天气温低、气压相对升高，因此，运动前要做好必要的准备活动，避免着凉。选择适合的锻炼地点，最好在室内，避免在大风、大寒、大雪、大雾中及空气污染的地方运动健身，选择适合自己的项目，使气血经脉通畅，阴阳平衡，增强体质，为下一年身体健康打下坚实的基础。

2. 偏阳质

偏阳质是指具有偏于亢奋、偏热、多动等特性的体质。偏阳质者，多见形体偏瘦，但较结实。其面色多略偏红或微苍黑，或呈油性皮肤；性格外向，喜动，易急躁，自制力较差；其食量较大，消化吸收功能健旺。偏阳质者平时畏热、喜冷，或体温略偏高，动则易出汗，喜饮水；精力旺盛，动作敏捷，反应快，性欲旺盛。

偏阳质的人对风、暑、热邪的易感性较强，受邪发病后多表现为热证、实证，并化燥、伤阴。皮肤易生疖疮。内伤为病多见火旺、阳亢或兼阴虚之证，容易发生眩晕、头痛、心悸、失眠以及出血等症状。此类体质的人阳气偏亢，多动少静，热盛耗阴，兼之操劳过度，思虑不节，纵欲失精，则必将加速阴伤，而发展演化为临床常见的阳亢、阴虚、痰火等病理性体质。

偏阳质人群可以通过运动调理改善现有的状态，使体质水平得到提高。在"天人合一"整体观的指导下，偏阳质人群仍需采用中医"天人相应，顺应自然"的锻炼方法，遵循春生、夏长、秋收、冬藏的物候规律。

春天，人体脏腑的阳气始发。运动调理应选择空旷且视野开阔的地点进行，运动形式多样，站桩、太极拳、做操等均可，春天多风，偏阳质人群容易汗出，运动时需注意避免风寒。

夏天气温高，湿度大，易受暑湿之邪。偏阳质人群在运动锻炼时要注意顾护津液，避免大汗淋漓，多饮水，选择在凉爽时进行运动，锻炼项目以太极拳、八段锦、站桩、游泳、旅游、垂钓等为好。

金秋时节，是中医运动调理的好时节，但易受燥邪侵袭，偏阳质人群可根据个人的具体情况选择运动项目，散步、瑜伽都是比较好的选择；还可选择六字诀里的"下"字功、呼吸操、健鼻功等，使阴精阳气收敛内养，达到保肺强身之功效。

冬天寒盛，其性收引，关节活动不利，运动前应做好准备活动。建议在室内或避风寒之地进行锻炼，练习瑜伽、八段锦等均可起到拉伸肌肉、平衡阴阳、增强体质的作用。

3. 偏阴质

偏阴质是指具有阳不足、偏寒、多静等特性的体质。具有这种体质的人，多见形体偏胖，但体质较弱，容易疲劳；面色偏白而欠华；性格内向，喜静少动，或胆小易惊；食量较小，消化吸收功能一般；平时畏寒、喜热，或体温偏低。精力偏弱，动作迟缓，反应较慢。

偏阴质者对寒、湿之邪的易感性较强，受邪后多从寒化，表证不发热或发热不高，并易传里或直中内脏。冬天易生冻疮。内伤杂病多见阴盛、阳虚之证，容易发生湿滞、水肿、痰饮、瘀血等症状。具有这种体质的人，阳气偏弱，易致脏腑功能偏弱，水湿内生，从而形成临床常见的阳虚、痰湿、痰饮等病理性体质。

春天，阳气始发，阴寒尚盛。偏阴质人群易感寒凉。运动调理需注意保暖，选择助于促发阳气的运动形式，八段锦、慢跑、做操等均可。

夏天，阳气盛。偏阴质人群可选择振奋阳气的运动形式，以调摄心神，豁达心胸，愉悦情绪。锻炼项目以慢跑、太极拳、八段锦、游泳、垂钓等为好。

秋季，是中医运动调理的好时节，慢跑、散步都是比较好的选择；秋季易燥，注意多饮水，顾护肺气。

冬天寒盛，阴盛阳收，偏阴质多感寒凉，肢体关节屈伸不利。建议在室内或避风寒之地进行锻炼，练习瑜伽、八段锦等均可起到滑利关节、提升阳气、改善体质的作用。

二、常见症状的运动调理

1. 颈椎病

青壮年可选择适合自己体质状况和兴趣的运动项目，如跑步、拳术、健身体操和游泳等。老年人已有椎间结构变性的，不宜进行大运动量的跑和跳，以免引起椎间关节错位或滑脱而发生本病，可选用太极拳、广播操、快步走（双手摆动大步走）或倒行、气功等活动。

2. 肩周炎

鼓励宾客多做肩部功能锻炼，如肩外旋、肩上举、肩外展等，方法如下：①肩外旋：屈肘90°端拳贴身，拳心向上，肘尖作为支点（站立靠墙、仰卧靠床、坐靠背椅），作内外摆动。②肩上举：仰卧或靠背椅练习，两手相嵌或不相嵌，利用肢体重量加上地心引力，使患肢手臂举过头顶，用健肢带动患肢更易收效。③肩外展：双臂伸直向侧方平举，然后向上方举动，一次手心向上，一次手心向下，反复练习数十次；④擦汗：屈肘，翻臂肘尖朝上，做肘向前额擦汗动作，反复数十次。⑤爬墙：双臂伸直上举，胸部靠墙，双手掌面扶墙，患肩手指摸到的高度做好标记，逐步向上移动，每日循序渐进。⑥展旋：患臂伸直外展平举，然后向后下方弧形旋转，反复练习数十次；施行以上方法时，常引起局部不同程度的疼痛，要向宾客解释，注意用力适度，以能忍受为宜。

3. 腰椎间盘突出症

自我功能锻炼是调养本症状的一个重要方面，如能坚持不辍，对促进康复与防止复发均有良好效果。①腰部前屈后伸运动：两足分开，与肩同宽，站稳，双手叉腰，然后稳健地做腰部充分前屈和后伸各4次。运动时要尽量使腰部肌肉放松。②腰部侧屈运动：两足分开，与肩同宽，直立，双手下垂伸直。腰部做左侧屈，左手顺左下肢外侧尽量向下，还原；然后用同样姿势做右侧屈。左右各4次。③单腿伸腰运动：取立正姿势。先以右腿为支撑点站稳，左腿伸直向后抬起，同时挺胸还原。同法右侧伸腿抬起，左右各4次。后抬可至最大限度，动作转换越慢效果越佳。④腰部回旋运动：双足分开与肩同宽，双手叉腰，直立。腰部做顺时针及逆时针方向旋转各1次。然后由慢到快，幅度由小到大，顺逆交替回旋8次。

4. 增生性膝关节炎

对增生性膝关节炎有益的锻炼有：散步、游泳、仰卧直腿抬高或抗阻力训练及不负重位关节的屈伸活动；不正确的过度锻炼如爬山、爬楼梯、蹲下起立等活动，可加重骨性关节炎。适合中老年宾客的具体锻炼方法是：坐位或仰卧位，将膝关节伸直，绷紧大腿肌肉，足向头部背屈，同时绷紧小腿肌肉，每次坚持3~4秒，每分钟10次，连续做3~4分钟。每天可做3~4遍。

5. 风湿骨病

经常参加体育锻炼，如保健体操、练气功、太极拳、做广播体操、散步等，对调理风湿骨病都大有好处。坚持体育锻炼，可使身体强壮，抗御风寒湿邪侵袭的能力增强。运动锻炼时要注意避免风寒湿邪侵袭，关节处要注意保暖，不穿湿衣、湿鞋、湿袜等。夏季暑热，不要贪凉受露、暴饮冷饮等。秋季气候干燥，天气转凉，要防止受风寒侵袭。冬季寒风刺骨，应注意保暖。有些风湿骨病宾客的病情虽然基本控制，处于疾病恢复期，但往往由于劳累而加重或复发，所以要劳逸结合，活动与休息要适度。

第二节　起居调理的个性化方案制定

一、不同体质的起居调理

1. 阴阳平和质

阴阳平和质的宾客，起居应顺应四时阴阳，劳逸结合。如春季是万物生发的季节，阳气升发，应晚睡早起；夏季是万物繁茂的季节，阳气旺盛，天气炎热，昼长夜短，应晚卧早起，中午暑热最盛之时应适时休息；秋季是万物成熟的季节，阳气始敛，阴气渐长，应早卧早起；冬季是万物收藏的季节，阴寒盛极，阳气闭藏，应早睡晚起。

2. 偏阴质

偏阴质的宾客，冬应避寒就温，春夏培补阳气，多日光浴。夏不露宿室外，眠不直吹电扇，开空调时室内外温差不要过大，避免在树荫、水亭及过堂风大的过道久停，注意足下、背部及丹田部位的保暖。由于老年人群新陈代谢减退，产热减少，尽量居住在向阳的房间。根据中医"四季养生"理论，老年人应根据季节变化适时增减衣物，并防止意外跌倒。

3. 偏阳质

夏应避暑，多去海边高山。秋冬要养阴。居室应安静。不熬夜，不剧烈运动，不在高温下工作。

二、常见症状的起居调理

1. 神经衰弱

神经衰弱者为了病体的顺利康复，应做到以下两点：一是一定要做到生活有规律，制定作息时间表，每天按时睡觉，按时起床，养成有规律的生活习惯,使生活顺从人体生物钟的节拍。生活有序,大脑皮质就会形成相应的条件反射,以保证内脏器官有条不紊地工作,有助于神经衰弱宾客自觉症状的改善。二是坚持体育锻炼。体育锻炼是治疗神经衰弱的一种重要的自然疗法,也是起居调摄中的一项基本内容,对神经衰弱的康复大有益处。

2. 便秘

生活无规律、饮食失调、不良的习惯等,不仅是导致便秘发生的重要因素,也直接影响着便秘的治疗和康复。《内经》中说:"起居有常,不妄作劳。"良好的生活习惯有助于保持消化系统功能的平衡、协调,有利于胃肠正常的蠕动,是保持大便顺畅的基本条件。在日常生活中,若能保持规律的生活起居,坚持适当的运动锻炼,重视日常饮食的调养,养成定时排便的习惯,对纠正便秘将大有帮助。便秘宾客可根据自己的工作、身体条件,选择适宜自己的运动项目进行锻炼,并长期坚持。

3. 小儿咳嗽

咳嗽是小儿时期常见的呼吸道疾病之一,若家长护理过程不当,就很容易发展为支气管炎。若小儿已经得了小儿支气管炎,需加强起居调理,促进患儿尽快康复。

(1)多喂水 小儿支气管炎的患儿多有不同程度的发热,水分蒸发较大,应该注意多喂水,增加患儿体内水分,满足机体需要。

(2)保暖 温度变化,尤其是寒冷的刺激可降低支气管黏膜局部的抵抗力,加重支气管炎病情,因此要随气温变化及时给患儿增减衣物,尤其是睡眠时给患儿盖被,保持体温。

(3)营养充分 小儿患支气管炎时营养物质消耗较大,加之发热及细菌毒素影响胃肠功能,导致消化吸收不良,因而患儿体内营养缺乏不容忽视。

(4)翻身拍背 患儿咳嗽、咳痰时,表明支气管内分泌物增多,为促进分泌物的排出,除拍背外,还应该帮助翻身,使患儿保持半卧位,有利痰液排出。

(5)保持家庭良好环境 患儿所处居室要温暖,通风和采光良好,并且空气中要有一定湿度,防止过分干燥。

第三节 饮食调理的个性化方案制定

一、不同体质的饮食调理

1. 阴阳平和质

此属正常的体质,重在维护。饮食应有节制,不要过饥过饱,不要吃过冷过热或不干净的食物,粗细粮食要合理搭配,多吃五谷杂粮、蔬菜瓜果,少食过于油腻及辛辣之物。

2. 偏阳质

三餐宜清淡,远肥腻厚味、燥烈之品。可多吃芝麻、糯米、蜂蜜、乳品、甘蔗、鱼类等清淡食物,对于葱姜蒜韭椒等辛辣之品则应少吃。

3. 偏阴质

多食具壮阳效用的食品,诸如羊肉、狗肉、鹿肉、鸡肉。根据"春夏养阳"的原则,夏日三伏,每伏可食羊肉附子汤一次,配合天地阳旺之时,以壮人体之阳。

二、常见症状的饮食调理

1. 感冒

(1)禁忌之物 忌烟、酒及一切辛辣刺激品;忌肥甘油腻、黏滞、海腥等食物,如肥肉、油煎炙炒等;忌食物过咸。

(2)食养之品 卷心菜、土豆、猪肚、面包、蜂蜜等。

(3)原则 少食多餐,细嚼慢咽,食易于消化、便于咀嚼、含渣较少、营养丰富的食物。

2. 咳嗽

(1)禁忌之物 忌海腥发物、忌冷饮、忌过甜食品、忌辛辣之物、忌蛋类和乳类、忌烟。

(2)食养之品 ①豆腐500g,麦芽糖100g,

生萝卜汁一杯，混合煮开，分次服，对肺热咳嗽有效。②小冬瓜1个，破开，不去皮子，填入冰糖，隔水炖，饮冬瓜水，适合热性咳嗽。③粳米50g（先煮粥），紫苏叶10g（纱布包，将熟时放入），煮成粥，适合寒咳。④百合50g，杏仁10g，粳米50g，煮粥，适合脾肺虚咳。

（3）原则　饮食清淡，病情平稳时应食补肾纳气的食物。

3. 胃痛

（1）禁忌之物　忌辛辣刺激之物、烟酒茶、过烫过冷的食物、坚硬粗糙之物、变质不洁食物、油腻韧性食物。

（2）食养之品　牛奶、瘦猪肉、牛肉、莲藕、鸡蛋、苦瓜、山楂。

（3）原则　多吃易于消化，清淡而富含蛋白质及维生素B的食物，同时一日三餐要按时吃，避免暴饮暴食。

4. 腹泻

（1）禁忌之物　①忌肉类浓汁及动物内脏。②忌粗纤维如芥菜、芹菜、韭菜，胀气食物如牛奶、糖、豆制品。③忌机械性刺激类食物如煎、炸、腌、熏等的大块肉。④忌污染食物、辛热刺激之物、性寒滑肠食物。

（2）食养之品　①马齿苋50g，茶叶15g，白糖30g，水煎代茶3~5天。②米仁50g煮成粥，薄荷3g（后下）煎汁入粥，每天1~2次。③鲫鱼500g，大蒜2头，煮汤调味服，每天1次，连服3~5天。④黑木耳30g，红糖100g，煎水服，每天1~2次。⑤荠菜500g焙黄研末，红枣20枚煮汤，每次取6g荠菜末送服，每天2次，连服7~10天。⑥酸石榴2个捣烂取汁，加蜂蜜30g，温开水冲服，或石榴皮30g煎水，加红糖50g调匀温服，每天1~2次，连服数天。

（3）原则　易消化食品，流质、半流质食品，软食，多喝开水，多吃新鲜水果汁和少纤维的蔬菜，增加有营养的副食品。

5. 便秘

（1）禁忌之物　忌食含蛋白质和钙质过多的食物，忌饮食过精细和偏食，忌烟酒和辛辣刺激之物，忌多吃糖，忌胀气和不消化食物，忌滥用泻药。

（2）食养之品　①炒松子仁一勺，蜂蜜一勺，加入糯米粥内。②炒西瓜仁一勺，蜂蜜一勺，加入糯米粥内。③柏子仁一勺，蜂蜜一勺，加入糯米粥内。④火麻仁6g煎取汁，加入稠糯米粥半碗。⑤胡桃仁5个，每晚睡前开水送服，连服1~2个月。⑥黑芝麻糊60g煮熟，调蜂蜜60g，用黄芪18g煎汁冲服，分2次服完，每日1剂。⑦香蕉250g，冰糖30g，煮汤食，每天1~2次；或香蕉500g，饭前一次食完。⑧苹果1~2个，每天早晚空腹食，连用几天。⑨白木耳3~6g，冰糖25g，大枣10枚，水炖，早晨空腹食。⑩土豆汁加蜂蜜，早晚半杯，连服15~20天。⑪桑椹50g绞汁，早晚1次，服数天。⑫黄豆皮200g，水煎，分2次服，连服数剂。

（3）原则　以清淡、润肠和纤维素食为主，并适量饮水。

6. 痛经

（1）禁忌之物　限制高脂肪、高胆固醇的食物，忌辛辣调味品、油炸食品、过冷过热、引起胀气的食物。

（2）食养之品　鲫鱼赤小豆汤、玉米须（30~60g煎水代茶饮）、豆腐炖泥鳅、山楂粥、鸡鸭鹅胗汤、冬瓜汤玉米渣木耳粥。

（3）原则　多食清淡而富于营养的食品，以清利消导为主。

第四节　精神调摄的个性化方案制定

精神调摄是一种通过调节人的精神、情绪及心理活动以使身心健康的养生方法。中医学认为，精神与形体的协调一致，是人体健康长寿的根本保证。精神的异常变化能够影响人体健康。因此，主张调身先调心、护形先守神。

一、不同体质的精神调养

1. 阴阳平和质

平和质在心理特征方面表现为稳定的心理素质，包括坚定的意志、高尚的情操、良好的性格等，机体适应环境的能力以及抵抗疾病的能力较强。历代医家都非常重视心性的修养，认为精神情志调摄是养生之本。平和体质的个体，由于其脏腑阴阳气血趋于均衡稳定，一般表现为精神愉悦、乐观开朗。心理状态、情志反应与内外环境的多种因素有关，因此平和体质的人应及时调摄不良的精神刺激和情志变化，以防止平和质出现偏颇和病理体质的出现。

2. 偏阳质

偏阳质的人性情较急躁，常常心烦易怒，这是阴虚火旺，火扰神明之故。因此应注意平素在工作中，对非原则性问题，少与人争，以减少激怒，少参加竞争性强的文娱活动。

（1）节制法 节制法是调和、节制情感，和畅性情，防止七情过极，达到心理平衡的精神调摄方法。情欲为人的情感和需要，如能适当克制可以养生，如果放纵不加节制，久之而引起体质偏颇，甚至使正常体质向病理体质演化，最终导致疾病。因此要加强修养，豁达开朗，节制情欲。

（2）转移法 转移法是通过一定方式积极避开刺激源以转变情感投向，转移人们对不良情绪的注意力，使苦闷得以解脱的方法。以顽强的意志、理性战胜情欲之惑，做到淡然少欲，或通过参观旅游变换环境以陶冶身心。

3. 偏阴质

此种体质的人多阳气不足，而阳气不足者常表现出情绪不佳，易悲哀，故必须加强精神调养，要善于调节自己的情感，去忧悲，防惊恐，和喜怒，消除不良情绪的影响。

（1）移情易性 移情易性是改变或转移人的情志的方法。移情，即排遣情思，改变情绪的指向性；易性，即排除内心杂念和抑郁，改变其不良情绪。根据不同人的心理、环境和条件，有针对性地采取不同方法，灵活运用，如通过琴棋书画陶冶情操，振奋精神，调节心理。

（2）疏泄法 疏泄法是宣达、发泄不良情绪，防止情感过度压抑，以恢复心理平衡的方法。如痛痛快快地大哭一场，无拘无束地喊叫一阵，或者找朋友、亲属等人倾诉苦衷，把自己心中的苦闷写在自己的日记中等，都可以达到消除不良情绪的目的。

二、常见症状的精神调摄

1. 头痛

保持良好的心境，情绪要稳定、愉快、平和、开朗，切忌发怒、急躁而导致病情加重。可鼓励宾客参与娱乐康复活动，如园林、钓鱼、书画、弹琴赏月等活动，保持心情舒畅、精神愉快。

2. 失眠

喜怒有节，保持心情舒畅。情绪要稳定、愉快，消除紧张和疑虑。有症状的宾客可以从调摄情志着手，常用的有说理开导、移情易性等方法，如音乐疗法及钓鱼、观赏山水等，使宾客树立信心，加强自信，寻求合理、有效的方法战胜失眠。

3. 面瘫

注意精神调养。避免不良精神刺激。

4. 围绝经期综合征

对围绝经期综合征要有正确认识，应树立调理信心，保持开朗乐观的情绪，建立规律的生活习惯。

5. 乳腺增生

要保持稳定的情绪，消除引起紧张和不愉快的因素。

6. 耳鸣耳聋

情志异常可导致脏腑功能紊乱而发病，尤与肝肾关系密切。故有耳鸣耳聋症状的宾客，必须高度重视精神调摄。精神要开朗、乐观，不要背包袱，应与保健调理师积极配合，避免情绪过度的紧张和形体劳累，保持心理平衡。

7. 痛经

保持心情舒畅，情绪要稳定、愉快，避免忧思恼怒。

8. 胃痛

保持心情舒畅，情绪要稳定、愉快，避免忧思恼怒。

9. 腹泻

调畅情志，保持情绪稳定、开朗，消除忧虑、悲伤、急躁等不良情绪刺激。

第七章 培训与指导基本知识

一、教案编写的基本知识

（一）定义

教案又称教学方案，是指为了有效地开展教学活动，根据教学大纲和课程计划进度的要求并结合学生的实际情况，在课前为教学进行准备而编写的课堂教学必备的实施方案，是教师以书面形式对课堂讲授内容和课堂教学实施的设想，是对教学大纲、教材、专业知识的理解，是对教学活动进行系统设计和安排的一种实用性教学文书。

（二）编写要求

（1）教案以一次课堂教学为基本单元，通常以 1~4 学时的时间分配比较合理，尽量避免一个教案包含 10 个及以上学时的教学内容。

（2）根据授课章节的教学目的、教学要求和教材体系，理清授课的基本内容、结构，确定考试内容，进行质量监控。

（3）按照因材施教原则，根据学生不同层次，教案应体现不同难易程度，注意重点、难点，使用不同的教学方法、教学手段，使重点、难点阐述透彻。

（4）教学设计应包括复习旧课、导入新课和讲解新课、小结，可适当介绍新进展。

（5）采用适当的教学方法和手段，便于学生理解和掌握知识，充分调动学生积极性。

（三）教案内容

1. 一般项目

课程名称、授课题目、学时、教师姓名、授课班级、授课时间。

2. 教学目的

根据教学大纲制定教学目的和目标，设计教学过程。目标要明确，符合大纲要求，明确掌握、熟悉、了解内容，使学生掌握知识体系，实现技能目标，达到能力培养。

3. 教学重点和难点

教学重点和难点即关键性的知识点。教学难点是学生不宜理解、容易误解的部分，从学生心理特征和认知规律出发解决问题，使复杂问题变简单，抽象问题变直观。

4. 教学方法

教学方法包括讲授法、示教法、案例教学法、问题教学法等。

5. 教学手段

教学手段包括 ppt 课件、视频、音频、现代多媒体技术、板书、投影、实物、标本、挂图、模型、资料、网络、远程资源等。

6. 进展和参考资料

进展和参考资料包括进展资料、参考书和参考文献，参考文献按论文文献引用格式书写。

7. 教学内容

教学内容是教案的主体部分。教学内容应依据教材、著作、参考文献中普遍认可的知识和理论，且理论联系实际，运用实例帮助学生理解，根据学生已有的知识结构和理解力，选用恰当的教学方法，讲清基本概念、基本知识、基本原理，演示操作到位。教学内容应具有科学性和系统性，内容顺序安排要符合逻辑，知识量要合适，要对内容讲解的方法和手段进行设计，教学时间要分配合适。要复习旧课，导入新课、讲解难点重点。同时要将教书育人和素质教育融入授课的全过程中。

8. 提问、思考题、小结

为巩固所学知识，要设计课堂提问，对内容知识点进行系统归纳和小结。布置课后思考题、课后练习、作业、撰写报告等，达到复习和巩固所学知识的目的。

总的来说，教案的内容通常包括以下几个方面：授课题目、教学目的、教学时数、教学重点和难点、教学方法和手段、教学内容等。编写教案时应当做到明确目标、科学设计、富于创新、讲究艺术、灵活多变。

二、培训教学的基础知识和方法

（一）培训的技能要求

保健调理师一级/高级技师需要掌握一定的技能培训要求，能编写培训讲义或教案，能对二级/技师及以下级别人员进行培训，能对经营、培训业务进行管理。培训技能涵盖三级/高级和二级/技师保健调理师的培训内容。

培训应有计划、有组织地进行，制定综合培训计划，根据保健调理师初、中、高和技师、高级技师技能人员的培训目标和技能要求，不仅从专业的角度，还要从组织能力、教学能力、书写能力、科研能力、沟通能力、协调能力等角度出发，设置相应的课程、选择教学和考评方法等的培训计划。

（二）培训教学的实施

培训教学的整个过程需要注意授课前充分准备，讲授时可分导论、主题、结束三部分，教学效果根据实际选择考核、观察、调查、自评等考核方法，考核包含理论知识、技能考核和综合评审。理论考核时间90分钟，技能考核一级/高级技师不少于20分钟。培训时还要特别注意教师政治素质和师德的培养。

（三）培训教学的具体方法

保健调理师是一门技术性、专业性较强的课程，强调理论知识与临床实践结合，是培养保健调理师人才的重要组成部分。教学方式、教学方法是影响教学效果的主要因素。在高级/技工、二级/技师的技能培训教学中介绍了讲授的技巧，学习了小组教学、角色扮演、案例法、读书指导法、陶冶法、学导式等教学方法。为了培养学生

的自主学习的能力，还可以使用以下方法。

1. 翻转课堂

翻转课堂是指重新调整课堂内外的时间，将传统课堂授课的过程放在课外，把知识的内化放在课内，让学生获得更多的自由，教师与学生之间有更多的交流与沟通。教师不再占用课堂时间来讲授信息，这些信息需要学生在课前完成自主学习，他们可以看视频讲座、听播客、阅读电子书，查阅相关材料。课堂上教师应充分高效地利用课堂时间和学生互动，实现深度学习与知识的内化。

2. 问题为基础的教学方法（PBL）

是教师根据教学大纲设计问题，要求学生自行查阅相关资料并按照问题发言，最后归纳总结重点和难点，强化基本内容及知识要点的一种教学方法。采用PBL教学模式可以有效地引导学生参与课堂之中，提高学生的学习能力、分析问题能力和解决问题能力。

3. 以团队为基础的教学（TBL）

是一种有助于促进学习者的团队精神、注重人的创造性、灵活性与实践特点的新型成人教学模式。合作学习能提高学生的创新能力、解决问题能力，增强沟通能力和团队精神，TBL教学法在提高学生的理论考试成绩、学习兴趣、团队合作精神、胜任力等方面有显著优势。

4. 概念图教学策略

概念图是一种有效的教学策略和学习策略，以直观的方式来表征知识之间的关联，关注学习者的思维过程，引导学生进行有意义的学习。其理论基础是建构主义学习理论，使学生能够更有条理地分析问题，加强对各知识点的联系。概念图教学策略能培养学生的自我学习能力和思维能力，如学生认为作图有困难，可改为绘图方式。

总之，教学中可以根据实际情况合理利用教学方法，既要加强基础理论教学，也要强调教学实训和实践，如课堂可组织兴趣小组，同学间互相督促、共同进步。由于保健调理课程的实用性较强，需要学生不断地进行实际操作才能掌握相应技能，因此应当要求学生课后反复练习和操

作。可以通过要求学生对上堂课所学的操作技能进行演示，或通过小组间的竞赛形式，对学生的技能操作打平时分并纳入课程考核环节等方法来增强实训效果。

同时应安排专人负责和管理教学培训基地，获得学生的反馈信息，在教学环节中及时进行调整和改进，进一步完善教学体系。

三、系统性健康管理知识

（一）健康的概念

健康不仅指一个人没有疾病或虚弱现象，而且指一个人生理上、心理上和社会上的完好状态。包括躯体健康、心理健康、社会适应能力良好、道德健康四个方面。

中医学认为人体生命是气的产物，精、气、神是生命的构成要素。中医评价一个人的健康状况是从精、气、神三个方面。善养生者，定会养其精，精气充盈则气盛，气盛则神全，神全则身体健康。因此，中医学对健康的认识用精、气、神概括为：身体壮实，比例恰当；眼睛有神，柔亮有光；面色红润，表情舒展；呼吸从容，不急不慢；食欲旺盛，美食三餐；牙齿坚固，不蛀不伤；听觉灵敏，耳内不响；声音洪亮，气息悠长；腰腿灵敏，不痛不酸；二便通利，排放正常；舌红苔薄，脉象匀缓。

（二）健康管理的概念

健康管理是应用现代医学、心理学、营养学、运动学、社会学、管理学等方面知识，以及中医学治未病理论，对个体和群体健康状况以及影响健康的危险因素进行全面监测、评估、干预的过程。通过开展健康教育和健康指导，有效增强居民健康意识、改善人群健康行为，降低发病风险，延缓慢性非传染性疾病发生、发展，从而提高居民的健康水平和生命质量。

近年来，随着人们健康观念变化、医学模式转变和医学目的调整，人们对健康的需求越来越高，中医健康管理服务受到前所未有的关注。中医"治未病"是中医学预防为主、注重养生思想

集中体现。"未病"不仅指疾病的萌芽状态，而且包括疾病在动态变化中可能出现的趋向和未来时段可能表现出的状态。这种"未病"状态在现代西医常规体检中应该是看不到任何异常的生化指标或者其他进展征象的。

中医健康管理就是运用中医"治未病""整体观""辨证论治"的核心思想，结合现代健康管理学的理论方法，通过对健康人群、亚健康人群及患病人群进行中医的全面信息采集、监测、分析、评估，以维护个体和群体健康为目的，提供中医方面的健康咨询指导、中医健康教育以及对健康危险因素进行中医相关的干预。

（三）中医健康管理的基本步骤

1. 健康状态信息采集与建立健康档案

中医健康状态信息包含个人一般情况（性别、年龄、身高、体重、血压、血脂、血糖等）、目前健康状况、疾病家族史、生活方式（膳食、身体活动、吸烟、饮酒等）等。

保健调理师利用传统中医诊断的望诊（精神状态、面色、皮肤、指甲、舌象等，排出物如痰液、大小便等，分泌物如脓液等）、闻诊（听声音和闻气味）、问诊（通过询问病人或陪诊者，了解疾病的发生、发展、调理经过、现在症状及其他与疾病有关的情况，以诊察疾病的方法）、脉诊和按诊，借助中医诊断设备采集健康状态信息，并对采集到的信息进行数字化分析。同时把信息存储于计算机中，从而建立被检测者的中医健康档案。

2. 健康状态辨识与评估

中医健康状态辨识与评估，应当由具备中医医师资格人员开展，或者在具备中医医师资格人员的指导下开展。

中医医师对采集到的中医健康状态信息综合分析之后，从体质、寒热、阴阳和虚实等方面进行中医特色辨识，并对检测者的健康状态和发展转归有较客观准确的评估及相关危险因素的预警。其主要目的是帮助宾客综合认识健康风险，纠正不健康的行为和习惯，制订个性化的健康干预措施并对其效果进行评估。

3. 中医健康咨询指导和干预调理

中医健康咨询指导是指为宾客提供健康咨询服务，制定个性化健康调养方案，如是否应该采取拔罐、刮痧、艾灸调理，调理的部位、疗程和频率，指导宾客进行健康干预等。

中医健康干预调理是指对宾客进行健康干预调理时可以使用刮痧、拔罐、艾灸、砭术等中医药技术方法及以中医理论为指导的其他养生保健技术方法。

根据辨识与评估结果，保健调理师对于宾客在饮食起居、情志调摄、食疗药膳、经络穴位、茶饮药浴、运动锻炼等方面进行养生和干预指导，向宾客介绍中医养生保健的基本理念和常用方法，宣传常见疾病的中医养生保健知识，开展太极拳、八段锦等中医传统运动示范指导等，同时可提供相关中医特色疗法的建议。引导宾客以选择适合自己的养生方式和方法，而且对于比较严重的健康问题引起重视并及时就医。

4. 干预效果评估

干预效果评估的目的是了解保健调理方案是否有效地改善了宾客的健康状态，这就要求保健调理师能够建立健康档案，将健康信息存储且能够进行干预措施前后的对比。可以通过体质问卷、脉诊、舌诊、面诊等中医特色的四诊手段进行评估，也可以运用中医诊疗仪器进行评估，做到"标准化""量化""图表化"，可以使评估结果一目了然。通过前后两次的评估结果对比，宾客即可明确自己的身体状况，哪些方面有明显改善，哪些方面还需要矫正，同时可增强对保健调理师的信任度。

5. 各种慢病管理的相关服务

对于高血压、糖尿病、冠心病等慢病宾客，中医健康管理也有其独特优势，通过社区和大量人群的基本信息采集和各种中医养生干预方法的实施，可以针对各种体质和各疾病阶段筛选出一套行之有效和适宜的保健方法，以提高慢病人群的生活质量，减少医疗支出。

（四）健康管理的常用服务流程

健康管理的常用服务流程由以下 5 个部分组成。

1. 健康体检

健康体检是以人群的健康需求为基础，按照早发现、早干预的原则来选定体格检查的项目，检查的结果对后期的健康干预活动具有明确的指导意义。健康管理体检项目可以根据个人的年龄、性别、工作环境等进行调整。

2. 健康评估

通过分析个人健康史、家族史、生活方式、心理因素等资料，为宾客提供一系列的评估报告。其中包括用来反映各项检查指标状况的个人健康体检报告、个人总体健康评估报告、精神压力评估报告、个人健康风险评估报告等。保健调理师可以根据宾客在医院和社区卫生服务中心的体检和评估结果制定调理方案。

3. 个人健康咨询

在完成上述步骤后，宾客可以得到不同层次的健康咨询服务。宾客可以到健康管理服务中心进行咨询，也可以由健康管理师通过电话与个人进行沟通。保健调理师给予的健康咨询服务包括以下几方面：解释个人健康信息；解释健康评估结果及其对健康的影响；制定个人健康管理计划；制定随访跟踪计划等。保健调理师根据中医养生知识为宾客提供健康咨询服务。

4. 个人健康管理后续服务

个人健康管理的后续服务内容主要取决于宾客（人群）的情况以及资源的多少，可以根据个人及人群的需求提供不同的服务。后续服务的形式可以是通过互联网查询个人健康信息和接受健康指导，定期寄送健康管理通讯和健康提示，以及提供个性化的健康改善行动计划。监督随访是后续服务的一个常用手段。对保健调理师而言，随访的主要内容是保健调理后的改善情况、生活方式的指导、主要危险因素的变化情况。健康教育课堂也是后续服务的重要措施，保健调理机构可以组织社区的宾客和服务对象进行健康教育课程，如组织做八段锦、太极拳等活动就是行之有效的健康教育形式。

5. 专项的健康及疾病管理服务

除了常规的健康管理服务外，还可根据具体

情况为个体和群体提供专项的保健调理服务。这些服务的设计通常会按宾客的健康状况来划分。对已患有慢性非传染性疾病的个体，可选择针对特定疾病或疾病危险因素的服务，如糖尿病健康管理，心血管疾病及相关危险因素健康管理，以及精神压力缓解、戒烟、运动、膳食咨询的健康管理等。对健康人群、亚健康人群，可选择的服务有个人健康教育、疾病高危人群的筛查、改善生活方式的指导等。

（五）中医健康管理的基本策略

健康管理的基本策略是通过评估和控制健康风险，达到维护健康的目的。健康的四大基石是合理饮食，适量运动，戒烟限酒，心理平衡。中医认为"修身养性"是健康管理的基本方法，精力充沛、心情舒畅能使人从容不迫地应付日常生活和工作压力而不感到过分紧张，睡眠良好，能够抵抗一般性感冒和传染病。

《黄帝内经》所说："上工治未病，不治已病，此之谓也。""治"为治理、管理的意思。"治未病"即采取相应的措施，防止疾病的发生发展。中医"治未病"包含三个概念：①未病先防：指在疾病未发生之前，采取各种预防措施，增强机体的正气，消除有害因素的侵袭，以防止疾病的发生。②既病防变：指在疾病发生之后，早期诊断，早期治疗，见微知著，防微杜渐，以防止疾病的发展和传变。③愈后防复：指在疾病初愈、缓解或痊愈时，要注意从整体上调理阴阳，维持并巩固阴阳平衡的状态，预防疾病复发及病情反复。

1. 生活方式的健康管理

生活方式决定健康，许多慢性病的发生与生活方式有着密切的关系。因此，改变不良的生活方式，提倡健康的生活方式是提高健康状况的主要途径。保健调理师通过健康教育使宾客更加关注自己的健康，也是树立健康生活方式的一种途径。研究发现，正在服用降压和调脂药的中年男性，如果坚持合理膳食、戒烟限酒、保持健康体重和定期运动，患心血管疾病的风险将降低57%；不需服药的男性，上述健康的生活方式可以使患心血管疾病的风险降低87%；仅"不吸烟"

一项就能降低50%的患病风险。如果健康生活方式改善包括所有五项内容（饮食合理、不吸烟、适量饮酒、保持健康体重和定期运动），男性患心脏疾病的风险指数最低。研究同时发现，即使被调查者从前的生活方式不健康，生活方式改变后所带来的好处也是显而易见的。健康的生活方式不可能被药物和其他所替代，改变生活方式永远不会晚，即使到中年或是晚年开始健康的生活方式，都能从中受益。

生活方式管理是其他群体健康管理策略的基础。与许多医疗保健措施需要付出高昂费用为代价相反，生活方式管理措施通常是便宜而有效的，它们不仅节约了更多的成本，而且收获了更多的边际效益。

2. 疾病健康管理

疾病管理是一个协调保健调理师与宾客沟通的系统，它强调宾客自我保健的重要性。疾病健康管理支撑医患关系和保健计划，强调运用循证医学证据和增强个人能力的策略来预防疾病的恶化，它以持续性地改善个体或群体健康为基准来评估临床、人文和经济方面的效果。疾病健康管理包含目标宾客识别、医学的指导、医生与服务提供者协调运作、宾客自我管理教育、过程与结果的预测和管理，以及定期的报告和反馈。

疾病管理的主要特点是：①目标宾客是患有特定疾病的个体，如糖尿病健康管理项目的管理对象为已诊断患有1型或2型糖尿病的宾客。②不以单个宾客和/或其单次就诊事件为中心，而关注个体或群体宾客连续性的健康状况与生活质量，这也是疾病管理与传统的单个病例管理的区别。③医疗卫生服务及干预措施的综合协调至关重要。疾病本身使得疾病管理关注健康状况的持续性改善过程，而大多数国家卫生服务系统的多样性与复杂性，使得协调来自多个服务提供者的医疗卫生服务与干预措施的一致性与有效性特别艰难。然而正因为协调困难，也显示了疾病健康管理协调的重要性。

四、专利申请保护的基础知识

（一）专利的类型

我国专利法规定的专利类型有三种：发明专利、实用新型专利、外观设计专利。

1. 发明

是指对产品、方法或者其改进所提出的新的技术方案。它又分为产品发明和技术方案的方法发明。

2. 实用新型

是指对产品的形状、构造或者其结合所提出的实用的新的技术方案。

3. 外观设计

是指对产品的形状、图案或者其结合，以及色彩与形状、图案的结合，所做出的富有美感并适于工业应用的新设计，即产品的样式。它也包括以单纯平面图案为特征的设计。

（二）专利的申请

申请是获得专利权的必需程序，是发明人、设计人或者其他有申请权的主体向专利局提出就某一发明或设计取得专利权的请求，经国家专利机关批准并颁发证书。

1. 专利申请的提交形式

申请人应当以电子形式或者书面形式提交专利申请。

2. 申请专利提交的申请文件

依中国专利法规定，专利申请应向专利局提交申请书、说明书、权利要求、摘要、附图、优先权请求。其中附图、优先权请求这两个文件就每个申请而言，并非必不可少，但这有利于专利申请。专利申请案中，申请书应以书面形式，主要载明如下内容：授予专利的请求、发明或设计名称，申请人姓名及身份，代理人姓名及身份、签名。申请文件应当使用专利局统一制定的表格。这些表格可以从国家知识产权局网站下载，或者在专利局受理大厅或国家知识产权局专利局代办处的咨询处索取。

3. 委托专利代理机构

申请人也可以委托依法设立的专利代理机构办理专利申请手续，也可以自行办理相关手续。依法设立的专利代理机构是依照专利代理条例成立的，具体名录及专利代理机构的相关信息可从网上查阅。

五、保健调理技术的革新与进展

（一）刮痧和砭石术的技术革新与进展

刮痧是中国传统自然疗法之一，最早见于晋代葛洪《肘后备急方》中所述的对沙虱侵入人体的治疗方法。

刮痧工具在不断改进与创新。最早用古钱币作为刮痧疗法的工具，还包括铜钱、银圆、瓷碗、瓷调羹、木梳背、小蚌壳、檀香木、沉木香刮板等。水牛角刮痧板是最常用的一种刮痧工具，它还是一种名贵的中药，具有清热解毒、软坚散结、活血止痛、解热镇惊的作用，多用于热证宾客及一些实证宾客。砭石具有镇惊、安神、祛寒的作用，在刮痧时砭石所特有的能量场会被激活，作用于人体，适用于寒证、阴证、癫痫等。玉石具有清热、润肤、美容的作用，主要用于面部刮拭。陶瓷刮痧板具有耐高温、防静电的作用，按形状可分为椭圆形、方形、缺口形、三角形、梳形等。

常用刮痧介质包括刮痧油，它是中草药与植物油精炼而成的油剂，具有清热解毒，活血化瘀，解肌发表，缓解疼痛，帮助透痧及润滑护肤增效等作用。适用于成人刮痧，刮痧面积大者，以及皮肤干燥者。另外，还可以用刮痧乳，它是天然植物合成的乳剂，具有改善血液循环，促进新陈代谢，润滑护肤增效的作用。适用于儿童刮痧、面部刮痧时。

近年来，刮痧疗法的理论与临床应用不断深入，从现代医学角度看，刮痧首先作用于神经系统。人体皮肤有数不清的神经末梢，在对皮肤进行刮治时，可以借神经传导通过大脑加强人体的保卫机能。其次是作用于循环系统。通过刮痧，可使血液回流加快，循环加强，毛细血管渗出液自行吸收，增强人体抵抗能力。通过刮痧还可以松解粘连，软化瘢痕，消除病症。总之刮痧作为一种非药物疗法已广泛运用于临床和人们的日常保健。刮痧也被列入中医药进社区中医临床适宜推广技术项目、乡村医生中医技能项目，已成为公费医疗、医疗保险的中医特色治疗项目。

（二）拔罐的技术革新与进展

拔罐疗法历史悠久，是祖国传统医学中的一种特色疗法。古代有以兽角制成的，称角法。随着拔罐疗法的推广，罐具也在不断地发展和革新。火罐的种类多种多样，临床常用的有竹罐、陶罐、玻璃罐和真空罐、橡胶罐等。竹罐多在南方使用，常把竹罐放在中药液内煮，然后拔于患处。优点是取材容易，经济易制，轻巧，不易摔碎，缺点是容易燥裂漏气，吸附力不大。陶罐优点是吸力大；缺点是质地较重，容易摔碎损坏。玻璃罐质地透明，吸附人体后可从外面观察皮肤的变化，便于掌握时间，临床应用较普遍，但容易破碎。真空罐尾部（顶部）有一抽气口，不用火，可避免烫伤。橡胶罐也不用火，使用时用手一捏，排出部分空气即可吸附在身体皮肤上。

1.拔罐的应用

（1）留罐　将罐吸附在体表后，使罐子吸拔留置于施术部位，一般留置5~10分钟；多用于风寒湿痹、颈肩腰腿疼痛。

（2）走罐　罐口涂万花油，将罐吸住后，手握罐底，上下来回推拉移动数次，至皮肤潮红；用于面积较大、肌肉丰厚的部位，如腰背；多用于感冒、咳嗽等病症。

（3）闪罐　罐子拔住后，立即起下，反复吸拔多次，至皮肤潮红；多用于面瘫。

（4）刺络拔罐　先用梅花针或三棱针在局部叩刺或点刺出血；再拔罐使罐内出血3~5ml；多用于痤疮等皮肤疾患。

2.拔罐注意事项

（1）操作禁忌　拔火罐时切忌火烧罐口，否则会烫伤皮肤；留罐时间不宜超过15分钟，否则会损伤皮肤。

（2）部位禁忌　皮肤过敏、溃疡、水肿及心脏、大血管部位、下腹部，均不宜拔罐。

（三）艾灸的技术革新与进展

艾灸是以艾绒为主要材料制成艾炷或艾条，点燃后熏熨或温灼体表腧穴，通过艾燃烧的温热刺激及药用功效，从而防病治病的一种方法。远古时期，在寒冷的冬季，穴居而住的人们只能燧木取火，一些患有关节疼痛、腰酸腿疼的人在取暖时症状得到缓解，甚至痊愈，人们便开始有意识地用木条、草茎熏烤患处，在不断尝试中，发现艾草的效果最佳，于是开启了中医艾灸治疗的历史。

艾灸的作用机理是通过艾灸在燃烧过程中产生的热效应，传递到经络系统，调动人体的免疫功能，作用于人体五脏六腑、四肢百骸的病变部位，多层次、多功能、多形态的调整，在相互协同相互激发的作用下，产生治疗上的倍数效应。古代许多医家认为艾灸治疗根本原理在于通经脉、调气血、以通为用。现代研究认为，艾烟中含有的桉油精、樟脑、石竹烯及其氧化物等，具有抗病毒、平喘、抑菌、消炎等生物学作用。艾灸可增强机体活力，促进神经兴奋，从而减轻病痛。

在艾灸使用方法的不断改进和创新中，艾灸的器具不断创新，设计更人性化。传统的艾柱灸、艾条灸、天灸仍在广泛使用，比传统艾灸更方便安全的温灸器也在不断改进，常见的有竹制温灸盒、随身灸、温灸筒、灸架，多是木制、金属制的半密封小盒，可内置艾绒或艾条等灸材，置于体表即可产生熨热效果。此外，也有结合现代科技手段仿照艾灸的原理，以红外线、光电等作为加热媒介的电子艾灸仪等。

六、保健调理师的职业前景

保健调理师是指能够运用推拿、罐疗、灸疗等中医适宜技术对常见亚健康状况进行诊断和调理，对常见病、多发病进行早期干预，提早防护，掌握未病先防，既病防变等预防手段的健康服务业从业者。当前人们生活水平普遍提高，保健意识逐渐增强，人口老龄化趋势日益严峻，同时慢性疾病宾客不断增多，预防保健服务的需求量成倍增加，使保健调理师职业的出现成为必然。中医预防保健行业是涵盖"亚健康"人群康复和中老年康复保健的综合性行业，服务对象涉及各个年龄段人群，就业前景广阔。另外，国家卫健委也提出建立更多的社区康复中心，需要大量的保健调理师。未来家庭综合服务中心、日托养老机构、社区护理站、中医诊所等都可能成为保健调理师的就业方向。